AF299720

ÉPISTAXIS

DE LA FIÈVRE TYPHOIDE

LEUR INFLUENCE SUR LA TEMPÉRATURE
ET LES SYMPTOMES CÉRÉBRAUX ET THORACIQUES
LEUR SIGNIFICATION PRONOSTIQUE

PAR

C. CHAUMANET,

Docteur en médecine de la Faculté de Paris,
Ancien externe des hôpitaux de Paris, 1878-79-80,
Lauréat des hôpitaux,
(Médaille de l'Assistance Publique, 1880).

PARIS

A. PARENT, IMPRIMEUR DE LA FACULTÉ DE MÉDECINE
29 31, RUE MONSIEUR-LE-PRINCE, 29-31

1880

ÉPISTAXIS

DE LA FIÈVRE TYPHOIDE

LEUR INFLUENCE SUR LA TEMPÉRATURE
ET LES SYMPTOMES CÉRÉBRAUX ET THORACIQUES
LEUR SIGNIFICATION PRONOSTIQUE

PAR

C. CHAUMANET,

Docteur en médecine de la Faculté de Paris,
Ancien externe des hôpitaux de Paris.

<hr>

PARIS

A. PARENT, IMPRIMEUR DE LA FACULTÉ DE MÉDECINE
29 31, RUE MONSIEUR-LE-PRINCE, 29-31
—
1880

DE LA FIÈVRE TYPHOIDE

LEUR INFLUENCE SUR LA TEMPÉRATURE ET LES SYMPTOMES
CÉRÉBRAUX ET THORACIQUES
LEUR SIGNIFICATION PRONOSTIQUE.

AVANT-PROPOS.

Pendant notre externat à l'hôpital Beaujon, nous avons pu, durant le cours de cette année, observer, dans le service de notre excellent maître M. le Dr Guyot, 14 cas de fièvre typhoïde où les épistaxis se sont montrées fréquentes et souvent copieuses. Chez presque tous les malades, les épistaxis abondantes ont été immé diatement suivies d'une défervescence de la température ; et ceux qui nous ont présenté des phénomènes cérébraux ou thoraciques un peu intenses ont souvent été soulagés par les hémorrhagies nasales. Quatre observations recueillies dans d'autres services, mentionnent aussi des saignements de nez répétés ayant eu le même résultat.

En présence de faits semblables, nous n'avons pas

hésité à faire de l'étude de ce symptôme dans la dothiénentérie le sujet de notre thèse inaugurale.

Plusieurs auteurs ont laissé quelques considérations
sur la question qui nous occupe. Loin de nous donc la
prétention d'avoir fait une découverte. Trop heureux
si nous réussissons à apporter quelques faits pouvant
servir à l'étude clinique de la fièvre typhoïde, maladie
si commune et parfois si dangereuse.

Nous n'aborderons pas la question de la pathogénie
de l'épistaxis typhoïde, qui du reste ne diffère pas de
celle des hémorrhagies en général. Après un court
historique sur les épistaxis de la dothiénentérie, nous
traiterons dans autant de chapitres distincts :

1° De la fréquence des épistaxis de la fièvre typhoïde ;

2° De leur influence sur la température dans cette
maladie (en donnant 14 tracés thermométriques) ;

3° De leur action sur les symptômes cérébraux et
thoraciques ;

4° De leur signification diagnostique et pronostique ; de leur valeur au point de vue de la marche et
de la durée de cette maladie ;

5° De leur traitement ;

6° Nous terminerons en posant quelques conclu-
sions.

Avant d'aborder notre sujet, qu'il nous soit permis
d'adresser nos sincères remerciements à notre excellent ami M. H. Leduc, interne des hôpitaux, pour les
conseils bienveillants qu'ils nous a donnés et les indi-
cations précieuses qu'il a bien voulu nous fournir.

ÉPISTAXIS

DE LA FIÈVRE TYPHOÏDE

LEUR INFLUENCE SUR LA TEMPÉRATURE ET LES SYMPTOMES
CÉRÉBRAUX ET THORACIQUES
LEUR SIGNIFICATION PRONOSTIQUE.

HISTORIQUE.

Nous divisons notre historique en deux périodes :

La première comprend les travaux des principaux auteurs qui mentionnent les hémorrhagies nasales dans des maladies décrites sous divers titres. Mais ces affections, qui toutes ont une dénomination particulière, peuvent, d'après l'ensemble des symptômes qu'on leur a attribués, être considérées comme une seule et même maladie que nous appelons dothiénentérie et fièvre typhoïde depuis les écrits de Bretonneau et de Louis.

La deuxième s'étend de 1826 à nos jours.

Première période. — Les saignements de nez dans les fièvres graves étaient connus des anciens. Hippocrate les mentionne, et, pour bien montrer leur fréquence, les désigne sous le nom d'*hémorrhagia* dans le livre III des épidémies.

Galien les signale aussi en traitant de la fièvre.

Au commencement du xviie siècle, Spigèle les observe fréquemment dans une fièvre qui régnait souvent dans diverses parties de l'Italie.

Plus tard Sydenham décrit après Willis une fièvre distincte de la *febris péstilens* et ne manque pas de faire ressortir la fréquence de ce symptôme.

En 1699, Hoffmann de Halle, traitant d'une fièvre qu'il désigne sous le titre de *febris petechizans vel spuria*, et qui, comme toutes celles dont nous venons de parler, était probablement la fièvre typhoïde, appelle l'attention sur certaines hémorrhagies et joint le mot *narium* (narines) à celui d'*hæmorrhagia* pour spécifier le siège de l'hémorrhagie.

Puis viennent Vogel et Pinel qui leur donnent le nom d'*Epistaxis* (επι sur σταζειν, tomber goutte à goutte) sous lequel elles sont connues.

En 1734, Ebenezer Gilchrist insiste sur les écoulements de sang par les narines dans son essai sur la fièvre nerveuse (Essay on nervous Fever). Son exposé a évidemment trait à la fièvre typhoïde.

Vers 1750, Wan Svieten fait très bien remarquer les épistaxis qui surviennent au début de la fièvre. Il suffit, pour s'en convaincre, de lire ses commentaires à l'article *febris ardens*.

Deuxième période. — En 1826, Bretonneau eut le mérite de prouver que la maladie était toujours localisée dans les glandes de l'iléon et fit ressortir l'importance des hémorrhagies occasionnées par cette fièvre qu'il a nommée *Dothiénentérie*, Δοθιην, tumeur, et εντερον, intestin.

En 1829, Louis a soin de noter la fréquence de l'hémorrhagie nasale dans cette maladie à laquelle il a, le premier, donné le nom de fièvre typhoïde et, depuis ce terme a été généralement employé.

C'est seulement en 1834 que nous voyons Andral et Chomel, dans leurs leçons cliniques, parler de l'influence que semble avoir l'épistaxis sur la marche de la fièvre typhoïde.

Vers 1840, les hémorrhagies nasales occupent une large place dans la pathologie infantile, à l'article fièvre typhoïde (Roger, Rilliet, Barthez).

En 1841, la fréquence des épistaxis est fort bien relatée dans les intéressantes observations que renferme le traité de l'entérite folliculeuse de Forget.

Jenner (1850), Jacquot (1854), dans leurs statistiques sur la fièvre continue, n'omettent pas de noter les écoulements de sang par les narines.

En 1855, Remilly a réuni, dans un excellent travail, un grand nombre d'observations sur la fièvre typhoïde, qu'il a disposées par groupes en tenant exactement compte de la forme de la fièvre et en notant tous les cas où des épistaxis étaient apparues. (Épidémie typhoïde de 1853; thèse, 1855.)

Grisolle, dans sa pathologie interne, les signale à toutes les périodes de la fièvre.

En 1862, Murchison, dans son livre sur la fièvre typhoïde, fait une assez large place à l'épistaxis. Il la mentionne au début de la fièvre, vers le milieu de la deuxième semaine, dit quelques mots de sa valeur diagnostique et prŏnostique et n'omet pas le mode de traitement ; il en parle aussi à l'article Complications.

En 1864, Sorre (1) soutient que les épistaxis atténuent fréquemment les symptômes généraux de la dothiénentérie.

La même année, Griesinger (maladies infectieuses) a fait des recherches pleines d'intérêt sur la valeur de l'épistaxis dans la dothiénentérie, et Chedevergne, dans sa thèse inaugurale sur la fièvre typhoïde et ses manifestations congestives, inflammatoires et hémorrhagiques, insiste sur l'action des épistaxis.

Dans l'ouvrage de Lorain (2) sur la température du corps humain, où nous avons puisé quelques renseignements précieux, se trouvent consignées plusieurs observations où les hémorrhagies intestinales, nasales et autres, paraissent avoir exercé une certaine influence sur la température et sur la marche de la maladie.

En 1873, Bourneville a publié quelques observations où les épistaxis ont eu une action marquée sur la température et le pouls (notes et observations cliniques et thermométriques sur la fièvre typhoïde).

L'année suivante, J. Cazalis (3), dans sa thèse, soutient que les épistaxis modèrent les congestions internes.

Enfin, pour terminer notre historique, citons les noms de Mirza Ali, Génie, Azambre, J. Perrin, Masse,

(1) Valeur sémiotique de l'épistaxis. Thèse, Paris, 1864.
(2) De la température du corps humain. Lorain et Brouardel, 1877.
(3) De la valeur de quelques [phénomènes congestifs dans la dothiénenterie.

E. Bouchard, etc, qui, tout récemment, ont réuni dans leurs thèses inaugurales, quelques considérations sur le sujet qui nous occupe.

CHAPITRE PREMIER

FRÉQUENCE DES ÉPISTAXIS DANS LA FIÈVRE TYPHOÏDE

De toutes les hémorrhagies observées dans la fièvre tphoïde, l'épi staxis est incontestablement la plus commune. Plus fréquente que les hémorrhagies intestinales, elle l'est bien plus aussi que les épistaxis utérines très bien étudiées par Gubler (1).

Dans quelques cas de dothiénentérie on peut ne voir survenir qu'une seule épistaxis ; mais ce n'est pas le fait le plus ordinaire. Généralement les saignements de nez reparaissent un certain nombre de fois ; souvent on les voit se renouveler à deux ou trois reprises dans la journée, et ce phénomène peut se reproduire plusieurs jours de suite.

Chez les personnes atteintes de fièvre typhoïde, la quantité de sang qui s'écoule par les narines est excessivement variable. Parfois quelques gouttes de sang seulement s'échappent par le nez et attirent à peine l'attention des malades. D'autres fois, il se produit à

(1) Des épistaxis utérines simulant les règles au début des pyréxies et des plegmasies, 1863.

travers la membrane de Schneïder un si léger suinte-
ment de sang qu'ils ne s'en aperçoivent qu'en voyant
la teinte rougeâtre du mucus nasal ou la coloration
rosée des crachats. Quelques-uns n'ont qu'une épistaxis
sans gravité de 30, 40 ou 50 grammes de sang ; mais
chez d'autres, elle peut devenir alarmante en prenant
les proportions d'une hémorrhagie copieuse, persistante, rebelle, et nécessiter immédiatement le tamponnement des fosses nasales, si l'on ne veut pas s'ex-
poser à voir survenir une prompte et funeste terminaison, comme l'a observé Murchison.

§ 1. — *Des causes qui influent sur la fréquence des épistaxis.*

Ces causes sont : 1° les épidémies, 2° le climat, 3° le
tempérament des sujets, 4° leur âge.

1° *Epidémies.* — Les épidémies influent puissam-
ment sur la fréquence des épistaxis typhoïdes. Les
hémorrhagies nasales peuvent se montrer excessivement rares dans certaines épidémies ; dans d'autres,
au contraire, on les voit se manifester si souvent que
presque tous les malades en sont affectés. Ainsi pendant l'hiver de 1824 à 1825 Trousseau (1) a observé
une petite épidémie de fièvre thyphoïde à l'hôpital de
Tours, sur douze malades, un seul saigna du nez. Des
trente cas de fièvre typhoïde observés par Chomel en

____

(1) De la dothiénentérite, Arch. gén. de méd., 1826.

1831 à l'Hôtel-Dieu, quatre seulement eurent des épistaxis. Pendant l'épidémie de 1839, Forget a pu observer à Strasbourg dix-huit cas de fièvre typhoïde avec épistaxis sur quarante-deux qui se présentèrent à sa clinique. L'année suivante, trois malades seulement sur vingt eurent des saignements de nez. Enfin durant l'épidémie de 1863 Chedevergne n'a vu que quatre sujets sur quarante-huit présenter des hémorrhagies nasales. .

2° *Climat.* — Quelle action peuvent avoir les climats sur les hémorrhagies nasales dans la dothiérentérie ? S'ils agissent, de quelle façon le font-ils ? Toutes questions trop controversées pour que nous puissions nous prononcer sur ce point. Pourtant, au dire de Flint, les épistaxis s'observeraient souvent en Amérique : sur soixante-quinze cas de fièvre typhoïde, vingt et un lui auraient fourni l'occasion de remarquer des saignements de nez. Murchison prétend que les épistaxis semblent plus fréquentes à Paris qu'ailleurs Dans sa thèse inaugurale Mirza-Ali soutient qu'elles se voient plus communément en Perse qu'en France, qu'elles y sont parfois abondantes, répétées et très difficiles à arrêter.

3° *Tempérament.* — Tous les auteurs pensent que le tempérament n'est pas sans exercer une certaine action sur la fréquence des épistaxis typhoïdes. Les personnes faibles, lymphatiques, anémiques, débilitées et amaigries par des maladies antérieures, y sont certainement plus exposées que celles dont la constitution est bonne, à condition toutefois que ces dernières ne soient pas d'un tempérament sanguin, pléthorique et par conséquent sujettes à des congestions intenses et répétées.

Mais parmi les malades atteints de dothiénentérie, les hémophiles et ceux qui ont eu précédemment des saignements du nez ou des gencives sont plus portés, que les autres à avoir des épistaxis copieuses, fréquentes et prolongées. C'est un fait que nous avons pu constater plusieurs fois chez quelques-uns des malades soumis à notre observation.

4° Age. — *Chez les enfants.* — En ce qui concerne la fièvre typhoïde, les auteurs sont loin d'être d'accord sur la fréquence des hémorrhagies nasales. Ce qui ne doit pas nous surprendre puisque le nombre des épistaxis est très variable suivant les épidémies.

D'après les auteurs du Compendium, les saignements de nez chez l'enfant ne sont pas aussi communs que l'on serait tenté de le croire. « On s'est enquis avec soin, dit M. Roger, de l'existence ou de l'absence de l'épistaxis dans la dothiénentérie de l'enfance et notre statistique ne donne pour les cas où elle est constatée qu'une proportion de 1⟋11 tandis que cette proportion serait des 2⟋3 environ d'après les chiffres de Louis. » Rilliet et Burthez l'ont notée dans le 1⟋5 de leurs cent sept cas et Taupin ne l'a observée que dans trois sur cent vingt et un. Pendant le cours de sa longue carrière, Grisolle dit avoir remarqué que dans le jeune âge les épistaxis sont moins ordinaires et surtout moins abondantes que chez les jeunes gens. Griesinger, au contraire, prétend qu'elles se montrent plus communément chez l'enfant et le jeune homme que chez l'adulte.

A quel moment de la dothiénentérie peut-on observer l'épistaxis chez l'enfant? Voici ce que nous apprennent Rilliet et Barthez dont l'autorité est si grande en cette matière: « Chose remarquable, elle (l'épistaxis) n'existe presque jamais le premier jour. Dans deux faits tout à fait exceptionnels, nous l'avons vue durer, une fois, du premier au sixième jours; une autre fois, du premier au neuvième. En général elle survient du dixième au vingt-troisième jour ; quelquefois il n'y a qu'une épistaxis, d'autres fois 2, 3, 4. L'hémorrhagie nasale est peu intense : nous ne l'avons jamais vue portée au point de constituer un accident de quelque gravité. Une seule fois elle fut abondante et se répéta les dixième, douzième et vingt-deuxième jours de la maladie. »

Dans l'épidémie de fièvre typhoïde observée par E. Bouchard à l'hôpital des enfants, treize malades eurent des épistaxis et sept d'entre eux saignèrent du nez la première semaine. Cependant l'un de ces derniers, après avoir présenté quatre épistaxis dans les huit premiers jours, fut repris de saignements de nez les treize, quatorze et quinzième jours. Un autre saigna du nez les septième, huitième et quinzième jours. Enfin, à part une observation, où le symptôme est noté le seizième jour seulement, il s'est manifesté dans le cours du deuxième septénaire.

B. *Chez les adultes.* — Pour ce qui a trait aux épistaxis de la dothiénentérie des adultes, les statistiques des auteurs nous donnent des chiffres tout aussi variables que ceux dont nous avons fait mention à propos de la fièvre typhoïde infantile. Ainsi, d'après Louis, l'épistaxis n'aurait manqué que sept fois sur trente-quatre cas graves et se serait manifestée chez la moitié des malades observés par Barth. Sur cent huit cas Jacquot l'aurait notée quarante-cinq fois, et, au dire de Griesinger, sur 1,420 cas observés à Bâle de 1865 à 1868 Liébermeister ne l'aurait constatée que chez cent sept malades, soit 7,5 sur cent, ce qui, ajoute Griesinger, lui semble une rareté exceptionnelle. L'épistaxis s'est produite dans treize cas sur cinquante-huit observés par Murchison. Après 40 et surtout 50 ans, dit Grisolle, les épistaxis manquent, ou bien elles sont très peu abondantes ; elles ne sont formées que par quelques gouttes de sang.

§ 2. — *Fréquence des épistaxis aux diverses périodes de la dothiénentérie.*

Les épistaxis peuvent se montrer à des époques différentes de la fièvre typhoïde : 1° à son début; 2° pendant le cours; 3° vers la terminaison; 4° dans la rechute.

1° C'est au début que les épistaxis sont le plus fréquentes ; ordinairement on les observe en même temps que se montrent les premiers symptômes : malaise, courbature, lassitude, anorexie, etc. Elles coïncident alors avec la céphalalgie et les autres signes de congestion céphalique; mais quelque fois aussi elles se manifestent en l'absence des symptômes prodromiques. Généralement elles ne disparaissent pas avec les premiers indices de la maladie; mais elles se font de nouveau remarquer dans le premier septénaire.

2° La plupart des auteurs considèrent les épistaxis comme très communes dans le cours du premier septénaire; elles s'y montrent pour la première fois, ou ce qui est plus ordinaire, elles reparaissent plus copieuses qu'au début, Cependant un assez grand nombre de malades traversent le premier septénaire sans être affectés d'épistaxis et saignent du nez seulement la semaine suivante. Dans le cours du troisième septénaire les hémorrhagies nasales peuvent surgir d'emblée sans avoir fait jusque-là la moindre apparition, mais les exemples sont assez rares.

3° On peut voir, quoique très rarement, les épistaxis se manifester après la troisième semaine; ce sont ces saignements de nez qu'on a appelés du nom d'épistaxis critiques et qui présagent une terminaison heureuse ou funeste de la maladie.

4° Dans la rechute de la fièvre typhoïde, plusieurs auteurs, entr'autres Grisolle, ont signalé les épistaxis. J. Perrin (1), dans l'observation II due au Dr Laveran, a relaté deux épistaxis abondantes survenues le cinquième jour de la rechute. Sur vingt-deux observations publiées dans la thèse inaugurale de Guyard (2) une seule fait mention des épistaxis dans la rechute.

(1) Thèse citée, 1877, Paris.
(2) Fièvre typhoïde à rechute. Thèse, Paris, 1876.

Il s'agit d'un adolescent de 14 ans qui a présenté une épistaxis abondante au sixième jour d'une rechute de fièvre typhoïde. Cependant Murchison, dans son ouvrage sur la fièvre typhoïde, ne signale pas les saignements de nez à l'article rechute.

CHAPITRE II

INFLUENCE DES ÉPISTAXIS SUR LA TEMPÉRATURE DANS LA FIÈVRE TYPHOÏDE

Les variations thermométriques qui apparaissent à la suite des hémorrhagies typhoïdes ont depuis longtemps déjà fixé l'attention d'un grand nombre d'observateurs ; et pas un praticien n'ignore aujourd'hui que l'hémorrhagie intestinale entraîne avec elle une chute brusque et notable de la température, bientôt suivie d'une ascension considérable. Mais quelle est l'action des épistaxis sur la marche de cette température ? Question pleine de controverses et qu'il importe au clinicien de connaître, en raison précisément de la fréquence des hémorrhagies nasales dans cette maladie et de leur signification variable suivant l'époque et les circonstances de leur apparition. Aussi nous sommes-nous efforcé, dans les observations que nous avons pu recueillir, de rechercher soigneusement les diverses modifications que les épistaxis ont fait subir à la courbe thermométrique.

Dans nos quatre premières observations, les saignements de nez se sont seulement manifestés au début de la dothiénentérie, avant l'arrivée des malades à l'hôpital; ces cas n'offrent donc aucun intérêt en ce qui concerne la marche de la température; aussi, nous ne donnons pas le tracé thermométrique. Nous les reproduisons cependant ici, en les abrégeant le plus possible, parce que nous croyons devoir signaler dans ce travail tous les cas de fièvre typhoïde avec épistaxis que nous avons observés. Disons aussi que la bénignité de la fièvre chez ces malades semble plaider en faveur d'une opinion admise par plusieurs auteurs, que les épistaxis, dans la période prodromique, sont ordinairement d'un augure favorable. Plus loin, nous aurons sujet, à l'article pronostic, de revenir sur ce point intéressant, à propos de la signification des épistaxis dans la période de début de la dothiénentérie.

OBSERVATION I. — Fièvre typhoïde légère. — Epistaxis dans les prodromes. — Dyspepsie consécutive, peut-être alcoolique. — Durée 17jours.

Lange (Jean), garçon de café, 24 ans, est admis à l'hôpital Beaujon, le 19 février 1880, salle Saint-François, service de M. le Dr Guyot.

Pas de maladies antérieures, quelques excès alcooliques, digestions toujours faciles. A Paris, depuis deux ans, mal en train depuis six jours, saigne légèrement du nez presque tous les jours; 12 février, le malaise augmente, le malade prend le lit : courbature, céphalalgie, diarrhée, insomnie, épistaxis, 17 purgatif, 18 vomitif.

Le 19 février. Entre à l'hôpital, marche encore un peu, aspect typhique, langue rouge et sèche, plus de diarrhée depuis le purgatif, quelques taches rosées sur l'abdomen. Bouillon, tisane pectorale, extrait de quinquina. Temp. soir, 40°.

Le 20. Temp. matin, 38°,5; soir, 40°.

Le 21. Temp. matin, 38°,4; soir, 40°; pas de selle; lavement.

Le 22-23. Aspect très bénin de la maladie, la température oscille autour de 38º,5.

Le 24. Taches pâlissent, léger mal de gorge; gargarisme émollient.

Le 25. Mal de gorge diminue, pas de selle depuis deux jours ; lavement.

Le 26. Plus de fièvre.

Le 27. Le malade a faim : jusqu'ici, extrait de quinquina, bouillon.

Le 28. Mange une portion.

Le 5 mars. Deux portions; depuis hier, se lève.

Le 8. Dyspepsie ; vin de pepsine.

Le 13. Même état dyspeptique; suppression du vin de pepsine, teinture de noix vomique.

Le 17. Semble digérer mieux, exeat sur sa demande.

Obs. II. — Fièvre typhoïde légère. — Epistaxis dans les prodromes. Durée 19 jours.

Delmouly (Louis), 20 ans, journalier, est reçu le 30 mai 1880, à l'hôpital Beaujon, dans le service de M. le Dr Guyot.

A Paris depuis un mois, sans maladies antécédentes. Depuis cinq jours fièvre, faiblesse des jambes, rachialgie post-cervicale, tournoiements de tête, insomnie, inappétence. Ne travaille pas depuis le 25 mai ; 28 é... .taxis peu abondante. Depuis le 27, diarrhée qui cesse le 29; ce jour, epistaxis légère.

Le 30 mai. Langue humide, rougeur des bords et de la pointe. Air un peu prostré, répond bien aux questions. Ventre non ballonné, non douloureux, deux ou trois taches rosées.

Le 31. Quelques râles dans les poumons, la prostration se prononce, diarrhée, ventre un peu élevé, le nombre des taches augmente.

Les 1 et 2 avril. Même état, rate un peu hypertrophiée.

Le 3. Sibilance augmente, diarrhée plus abondante.

Les 4 et 5. Râles assez nombreux; sinapisme. Jusqu'ici la température s'est maintenue entre 38º,5 et 39º,6. Temp. matin, 38º,4 ; soir, 40º.

Le 7. Temp. matin, 38º,7 ; soir, 40º,2.

Le 8. Le mieux se prononce. Temp. matin, 38º,4 ; soir, 39º.

Le 9. Temp. matin, 37º,6 ; soir, 38º.

Le 10. Plus de diarrhée. Depuis le début, traitement : bouillon, extrait de quinquina.

Le 11. Plus de fièvre depuis deux jours, 1/2 degré.

Le 13. 1 degré.

Le 15. 2 degrés.

Le 16 Se lève.

Le 25. Part a Vincennes.

Obs. III. — Fièvre typhoïde légère. — Epistaxis dans les prodromes.
Durée 20 jours.

Desnoyer (Antoine), 25 ans, maçon, entre à l'hôpital le 13 octobre 1880, dans le service de M. le Dr Guyot.

En 1869, fièvre intermittente quotidienne, traitée par le sulfate de quinine, durée quatre semaines. A Paris depuis un an.

Depuis le 25 septembre, malaise, lassitude, céphalalgie ; a saigné du nez cinq fois jusqu'au 3 octobre, en tout 1/2 verre de sang.

Le 3 octobre prend le lit, diarrhée abondante du 3 au 13 octobre, dit avoir saigné du nez huit fois : trois fois 1/2 verre de sang environ, deux fois le 1/3 d'un verre et trois fois quelques gouttes seulement. La céphalalgie aurait été atténuée par chaque épistaxis.

Le 13. Prostration, langue sèche, un peu enflammée, soif vive, douleur et gargouillement dans la fosse iliaque droite, taches très nombreuses sur le ventre, le thorax, le cou et les cuisses. Rien au cœur, au foie et à la rate, sibilance. Bouillon, extrait de quinquina.

Les 14, 15 et 16. Diarrhée, selles et urines involontaires, langue très sèche, soubresaut des tendons, trémulation des lèvres. Temp. reste à 40°.

Le 17. Selles toujours involontaires, mais le malade se sent mieux. Temp. n'est plus à 40°.

Le 18. Diarrhée moindre, langue meilleure, taches persistantes ; a dormi.

Les 19, 20 et 21. Le mieux se prononce. Temp. oscille entre 38°,5 et 39°.

Les 22 et 23. Plus de selles involontaires, ni diarrhée, ni sibilance.

Les 24 et 25. Presque plus de fièvre.

Les 26 et 27. A faim.

Le 28. 1/2 portion jusqu'ici, limonade, bouillon, extrait de quinquina.

Le 8 novembre exeat.

Obs. IV. — Fièvre typhoïde légère. — Epistaxis dans les prodromes.
Durée 17 jours.

Valdejo (Eugène), 16 ans, garçon marchand de vin, est admis le 21 octobre 1880 dans le service de M. le Dr Guyot.

Dit avoir eu le carreau dans son enfance. Est né à Paris et y a toujours habité. Le 15 octobre, violent torticoli, s'alite, céphalalgie faiblesse des membres; dit avoir eu dans la journée une épistaxis abondante (1 grand verre 1/2 de sang).

Le 21 octobre. Aspect typhique marqué : répond bien, léger tremblement des lèvres, langue sèche, rouge ; région splénique un peu mate, très douloureuse à la pression. Quelques taches lenticulaires sur le ventre. Rien au cœur, au foie et aux poumons. Limonade, bouillon.

Le 22. Même état, pas de selle hier; un verre d'eau purgative.

Les 24 et 25. Prostration moindre, régions splénique et iliaque moins douloureuses. Jusqu'ici la température oscille entre 39°,4 et 40°.

Les 26 et 27. Fosse iliaque toujours un peu douloureuse, langue un peu sèche.

Le 28. Plus de diarrhée, plus de ballonnement du ventre, langue rouge, dépouillée ; 1/2 portion. Jusqu'ici, limonade, extrait de quinquina.

Le 30. Deux portions.

Le 10 novembre. Exeat.

Obs. V. — Fièvre typhoïde légère. — Epistaxis dans les prodromes et dans le cours (11e jour).

Delamarre (Joseph), 21 ans, charretier, entré à l'hôpital Beaujon le 6 avril 1880, dans le service de M. le Dr Guyot.

Pas de nouveau séjour à Paris, sans maladies antérieures ; depuis huit jours ; céphalalgie, étourdissements, insomnie, fièvre ; s'alite le 3 avril. Le 6, épistaxis (1/2 verre) en se levant le matin. Venu à pied à l'hôpital.

Le 6 avril. Aspect un peu typhique, répond aux questions, langue saburrale au centre, un peu rouge à la pointe, ni douleur, ni gargouillement dans la fosse iliaque droite, pas de taches.

Le 7. Bain, macérat. de quinq.

Les 8 et 9. Céphalalgie, langue plus rouge, fosse iliaque droite douloureuse; purgatif.

Le 10. Céphalalgie moindre depuis hier, taches douteuses au niveau du grand trochanter droit, langue bonne, plus de diarrhée.

Le 11. La tache a disparu.

Le 13. Quatre taches sur l'abdomen.

Le 14. Epistaxis (90 gr.) dans la soirée d'hier, peu de diarrhée. Traitement depuis le début : bouillon, limonade vineuse, extrait de quinquina.

Les 15 et 16. Pas de diarrhée, le malade a faim.

Le 17. 1/2 degré.
Le 18. 1/2 degré.
Le 19. Exeat sur sa demande.

Le malade qui fait l'objet de cette observation, après avoir saigné du nez abondamment au début de sa dothiénentérie, nous a présenté une température élevée trois jours de suite, les 9e, 10e et 11e jours. Dans la soirée du 11e jour, il eut une épistaxis d'environ 90 gr. de sang, et le thermomètre qui indiquait 40° avant l'épistaxis, accusait le lendemain matin une rémission de 2°. Le soir, la température ne se releva que de 2/10e. Dès lors, les autres symptômes s'amendèrent et la température se maintint à la normale. Peut-être cette hémorrhagie pourrait-elle être considérée comme un phénomène critique.

Obs. VI .(recuellie par M. Chopart, externe du service). — Fièvre typhoïde à forme cérébrale. — Epistaxis dans les prodromes et au 28° jour. Durée 30 jours.

Vaimbois, 26 ans, charpentier, est admis à l'hôpital Beaujon, le 5 avril 1880, dans le service de M. le Dr Millard.

Le 7 avril. Pas de nouveau séjour à Paris, malade depuis 8 jours alité depuis 5 jours ; a eu deux épistaxis assez abondantes ; diarrhée depuis 6 jours; beaucoup de taches sur l'abdomen. pas de gargouillements dans la fosse iliaque droite, râles sibilants, légère prostration, langue rouge et sèche. Bouillon, extrait de quinquina, lotions.

Le 9. Trois selles diarrhéique, même traitement.

Le 10. Langue humide, ventre un peu ballonné, agitation, délire.

Le 11. Le délire persiste.

Le 12. Une sangsue derrière chaque oreille.

Le 13. Disparition des accidents nerveux. abattement, somnolence, un peu de diarrhée.

Le 14. Parésie de la vessie, on sonde le malade, abattement plus grand.

Le 15. Retour de la miction, stupeur moindre.

Le 16. Toux, congestion pulmonaire (40 ventouses sèches).

Les 18 et 19. Plus de diarrhée ; taches disparues, toux.

Le 24. Langue moins sèche, congestion pulmonaire. le 25. Epistaxis (80 gr.) ; congestion disparaît. traitement : Depuis le début, bouillon, extrait de quinquina.

Le 27. Va bien, mange un œuf.

Le 1er mai. Mange, 1 degré; se lève.

Le 7. Part à Vincennes.

Après avoir présenté, au début de sa dothiénentérie, 2 épistaxis assez abondantes, ce malade a traversé 3 septénaires sans saigner de nouveau. Vers le 28e jour (matin), nouvelle épistaxis assez copieuse (80 gr.) qui détermine une chute vespérale de la température de 1° : T. m., 39°,2 ; s. 38°,2. Remarquons encore qu'ici, sous l'influence de la perte de sang occasionnée par les sangsues, les accidents nerveux ont immédiatement disparu.

OBS. VII. — Fièvre typhoïde. — Epistaxis dans les prodromes et dans le cours (15e et 18e jours). — Symptômes cérébraux. — Durée vingt-deux jours.

Tandellier (Ernest), 24 ans, jardinier, entre le 13 avril 1880 dans le service de M. le Dr Guyot.

Sans antécédents morbides ; à Paris depuis quatorze mois. Malaise, céphalalgie, deux ou trois légers saignements de nez depuis huit jours. Prend le lit le 6 avril, diarrhée trois ou quatre jours.

Le 13 avril. Peu d'abrutissement, réponses nettes, céphalalgie, insomnie, pas de diarrhée, quelques taches sur le ventre qui n'est pas douloureux, langue humide et large.

Le 14. Même état. Limon., vineuse, extr. de quinq., bouillon.

Le 15, 16. Rougeur de la langue, diarrhée, douleur splénique.

Le 17, 18. Délire la nuit, a voulu se lever, râles assez nombreux dans les deux poumons (sinapis.), six ou huit selles liquides, fétides.

Le 19. Délire, diarrhée (eau de chaux), taches nombreuses.

Le 20. Ce matin épistaxis (60 à 80 gr.), céphalalgie moindre, plus de délire.

Le 21, 22. Diarrhée, ventre toujours un peu élevé.

Le 23. Dans la nuit épistaxis (75 gr.), malade se sent mieux.

Le 24, 25. Peu de diarrhée, langue humide, râles en petit nombre.

Le 28. Le mieux s'accentue, plus de diarrhée; malade a faim.
Traitement depuis le début : limon, vineuse extr. de quinq. bouillon.

Le 30. Mange, 1 degré.

Le 5 mai. Se lève.

Le 14. Part à Vincennes.

Dans cette observation, la courbe montre une période d'état courte et peu grave, avec des oscillations bien accusées. Une première épistaxis (70 à 80 gr.), survenue dans la matinée du 15e jour, accentue la rémission du matin (1° 1/2), l'exacerbation vespérale n'est que de 4/10 et se montre inférieure de 1° à celle du soir précédent. Depuis ce moment, la température se maintient entre 38 et 39° jusqu'au 18e jour ; alors arrive une légère épistaxis qui n'imprime à la courbe aucune dépression, mais atténue sensiblement la céphalalgie et le délire qui avaient déjà considérablement diminué, en même temps qu'était apparue la première épistaxis. Malgré le délire et un peu de congestion pulmonaire, le malade s'est promptement relevé.

Obs. VIII (due à l'obligeance de M. Lauraud, interne du service). — Fièvre typhoïde. — Epistaxis dans les prodromes et dans le cours des 10e et 14e jours). — Symptômes cérébraux. — Durée dix-sept jours.

Debrouve (Arthur), 16 ans, entre le 24 mars 1880, à l'hôpital Beaujon, dans le service de M. le Dr Féréol.

Le 24 mars. Il y a huit jours, début par frissons, céphalalgie frontale et post-cervicale, épistaxis répétées, dont une très abondante. Pas de taches, douleur et gargouillement dans la fosse iliaque droite, un peu de diarrhée, langue rouge, trémulation des lèvres, agitation, loquacité, sibilances pulmonaires. Depuis quelques jours, légères

Chaumanet.   3 épistaxis. Cette nuit délire et épistaxis très abondante (trois quarts de crachoir).

Le 25. Stupeur peu marquée, pas de délire, une tache rosée, taches bleues, face un peu cyanosée, pas de céphalalgie, respiration lente ; par moment secousses agitant le thorax, sorte de hoquet diaphragmatique. Extr. de quinq. bouill.

Le 26. Pas d'épistaxis, délire la nuit, balbutiement, carphologie, ventre ballonné, diarrhée, respiration étouffée.

Le 27-28. Dans la nuit du 27 au 28, épistaxis (un demi-crachoir), défervescence remarquable de la température, peu de diarrhée.

Le 28 au matin. Délire a un peu cédé, ballonnement et douleur du ventre.

Le 29. Délire a encore diminué, pouls petit, diarrhée. Le malade voit tout en bleu.

Le 30. Le malade est mieux, respiration meilleure, connaissance recouvrée.

Le 1ᵉʳ avril. Sensibilité du ventre, peu de diarrhée.

Le 5. Stupeur a disparu, taches confluentes, amélioration notable.

Le 7. Malade en pleine convalescence. Encore quelques taches.

Le 14. Sort guéri.

Le tracé thermométrique de cette observation est remarquable par ses oscillations énormes dépassant 2 degrés, malgré un délire assez intense, atténué par chaque épistaxis. Les 2 dépressions les plus fortes qu'ait subies la température, coïncident exactement avec 2 épistaxis abondantes survenues les 10ᵉ et 13ᵉ jours. Sous l'influence de la première (3/4 de crachoir), la température qui était le soir du 10ᵉ jour de 40°,8, ne s'élève le lendemain matin qu'à 37°,6 (rémission de 3° 1/2) ; le soir, le thermomètre n'accuse que 39°,4 au lieu de 40°,8, température du soir précédent.

Dans la nuit du 13ᵉ au 14ᵉ jour, 1 épistaxis (1/2 crachoir) détermine une rémission de 2° 1/2 ; le soir, l'exacerbation est de 8°/10, température inférieure encore de 1° 4/10 à celle de la veille.

Obs. IX. — Fièvre typhoïde. — Epistaxis dans les prodromes et dans le cours (12e, 14e, 15e et 19e jours). — Congestion pulmonaire au trentième jour. — Durée trente-trois jours.

Kenelle (Marguerite), 24 ans, domestique, est reçue le 1er avril 1880, dans le service de M. le Dr Guyot.

Bien réglée d'habitude, sauf depuis son séjour à Paris, où elle est depuis quatre mois, n'a rien vu depuis trois mois. Mal en train depuis huit jours, a saigné du nez deux fois (épistaxis).

Le 1er avril. Facies prostré, langue rouge, un peu sèche, ventre peu élevé, peu douloureux, gargouillement, rate non hypertrophiée, quelques râles dans la poitrine. Limon., vineuse, extr. de quinq.

Les 2, 3. Taches sur l'abdomen, cinq selles copieuses, sibilance (sinapis.).

Le 7. Epistaxis peu abondante dans la journée.

Le 9. Epistaxis peu abondante aussi, six selles diarrh. (eau de chaux).

Le 10. Trois selles liquides, langue humide, un peu d'albumine dans les urines.

Le 11. Dans la nuit du 10 au 11 épistaxis (120 gr.), diarrhée légère.

Les 12, 13. Affaiblissement, plus de céphalalgie, le mieux apparaît.

Le 14. Dans la nuit du 13 au 14, épistaxis (130 gr.), malade abattue.

Les 18, 19, 20. Encore un peu de diarrhée, presque plus de fièvre.

Les 22-25. Plus de fièvre. Jusqu'ici extr. de quinq., bouill.

Les 25-28. Congestion pulmonaire, fièvre (ventouses, sinapis.).

Le 29. Mange demi-portion.

Le 1er mai. Mange une portion.

Le 15. Part au Vésinet.

Ici les 2 premières épistaxis survenues les 12e et 14e jours sont légères et ne modifient pas la courbe. La 3e, abondante (120 gr.), arrivée dans la nuit du 15e au 16e jour, provoque une rémission de 2° 2/10 ; le soir, le thermomètre s'arrête à 38°,6 au lieu de 39°,8, température de la veille. Enfin 1 épistaxis, plus copieuse encore (130 gr.), se manifeste dans la nuit du 18e au 19e jour, fait baisser la température qui est le soir de

2º/10 inférieure à celle du matin, et de 1º 4/10 moindre que celle du soir précédent. Chez cette malade, les épistaxis ont terminé la période des oscillations stationnaires et la dothiénentérie aurait évoluée plus vite, sans la congestion pulmonaire qui est survenue le 25ᵉ jour et a fait reparaître la fièvre durant 3 jours.

OBS. X (due à l'obligeance de M. Merklen, interne du service). — Fièvre typhoïde grave. — Epistaxis abondantes et répétées dans les prodromes et dans le cours (11ᵉ, 14ᵉ, 17ᵉ, 20ᵉ, 21ᵉ et 27ᵉ jours). Tamponnement des fosses nasales. — Convalescence lente. — Durée trente-six jours.

Van den Chrick, 29 ans, cocher, entre à l'hôpital Beaujon, le 30 janvier 1880, dans le service de M. le Dr Milard. 30 janvier. Indisposé depuis huit jours, céphalalgie, lassitude générale. Ne travaille plus depuis le 28 seulement, insomnie, diarrhée. Dit avoir eu trois épistaxis les 25 et 26 janvier, et toutes les trois très considérables.

Le 31. Abattu, pâle ; langue typhique, gargouillement dans la fosse iliaque droite, taches rosées sur l'abdomen, sept ou huit selles en vingt-quatre heures, sibilance dans toute la poitrine (vent. sèches). Dans la nuit du 30, épistaxis très abondante, poids du sang rendu (1 kil.). Lotions vinaigr., extr. de quinq.

Le 1ᵉʳ février. Plus pâle, plus affaibli, pouls petit, sibilance et céphalalgie moindres, même traitement.

Le 2. Epistaxis (70 gr.).

Les 3, 4. L'adynamie se prononce, le malade est très faible.

Le 5. Epistaxis (50 gr.), plus de sibilance.

Les 6, 7. Ventre moins élevé, trois selles diarrh., toujours quelques taches.

Le 8. Epistaxis (60 gr.), malade très anémié.

Le 9. Epistaxis d'un écoulement peu abondant, mais de longue durée, ayant nécessité le tamponnement.

Les 10, 11. Abattement, pâleur plus grande, langue encore rouge.

Les 12, 13, 14. Même état, peu de diarrhée, ventre un peu douloureux.

Le 15. Epistaxis (70 gr.), malade très abattu.

Les 17, 18, 19. Semble se relever chaque jour, prend des forces.

Le 20. Légère poussée d'érysipèle de la moitié droite de la face.

Le 22. Otite. Jusque-là traitement : extr. de quinq., bouillon.
Le 23. Va mieux, un œuf, potages.
Le 24. Le mieux s'accentue.
Le 25. Une portion.
Le 12 mars. Part à Vincennes.

Ce malade, après avoir eu chez lui 3 épistaxis considérables, est pris dans la nuit du 11ᵉ jour d'un saignement de nez très abondant (1 kilogr.); le lendemain, la courbe indique une descente de 1° 2/10, et le soir, la température est inférieure de 1° à celle du soir précédent. Le 13ᵉ jour, il n'y a pas d'épistaxis, la température vespérale redevient ce qu'elle était la veille. Le 14ᵉ jour, survient une épistaxis (70 gr. de sang et le thermomètre accuse le soir une température de 8°/10 inférieure à celle du jour précédent. La courbe baisse encore le 15ᵉ jour; elle se relève le soir du 16ᵉ. Le 17ᵉ, une autre épistaxis la fait baisser. Le thermomètre monte encore le 18ᵉ jour pour descendre considérablement les 20 et 21ᵉ jours sous l'influence de 2 épistaxis, dont la dernière a nécessité le tamponnement. Enfin le 27ᵉ jour, une dernière épistaxis (70 gr.) survenue dans la journée a fait baisser le tracé de 1° et cela le soir. La température se maintenait entre 37 et 38°, quand elle s'est élevée subitement le 32ᵉ jour sous l'action d'une poussée d'érysipèle qui, du reste, a été légère. A la suite de ces épistaxis abondantes et répétées, le malade est resté longtemps anémié et ne s'est remis qu'assez lentement.

Obs. XI (due à l'obligeance de M. H. Leduc, interne des hôpitaux).
— Fièvre typhoïde grave, adynamique. — Epitaxis aux treizième
et quinzième jour. — Tamponnement des fosses nasales. — Abcès
de la paroi abdominale. — Convalescence lente. — Durée trente-
cinq jours.

Chevalier (Pierre), 18 ans, garçon marchand de vin, entre le 9 mai
1879, à l'hôpital Tenon, dans le service de M. le Dᵣ Straus.

Le 9 mai. Sur le côté droit du cou, cicatrices de ganglions strumeux
ayant suppuré. Malade depuis huit jours, dort bien, constipé, purgé
deux fois sans résultat. Eau de Sedlitz, extr. de quinq.

Le 10. Air abruti, ventre non ballonné, gargouillement dans la
fosse iliaque droite, langue sèche, rôtie, taches bleues et rosées lenticulaires sur l'abdomen et le haut des cuisses.

Le 11. L'éruption a augmenté, nombreux râles de bronchite et de
congestion (30 ventouses sèches). Todd, lotions.

Le 12. Epistaxis peu abondante hier dans la journée. Même état.

Le 14. Ce matin épistaxis très abondante (trois crachoirs remplis
de sang) ayant nécessité le tamponnement. Café.

Les 15, 16. Abattement, diarrhée verte, pas d'albumine dans les
urines.

Le 18. Délire, le malade se lève, petite eschare de 1 centimètre sur
la fesse droite.

Le 20. Un peu moins de délire, surdité absolue, diarrhée.

Les 23, 24. Le pouls reprend un peu de force, délire moindre, peu de
râles.

Les 25, 26, 27. Plus de délire, ni de surdité, la plaie fessière grandit un peu ; pouls, langue et facies bons ; appétit.

Les 28, 29, 30. Même état, jusqu'ici lavements froids

Le 2 juin. Amaigrissement, mange un peu depuis deux jours.

Le 10. Douleur à la partie inférieure de l'abdomen, miction se fait
bien, à égale distance de l'ombilic et la symphyse pubienne, on trouve
à la palpation une tumeur dure, résistante, superficielle, siégeant
dans la gaîne du muscle grand droit ; elle a 9 cent. transversal. Ca-
taplasmes, onguent mercuriel, repos.

Les 11, 12. Moins douloureux à la pression, la tumeur n'a plus que
7 centimètres transversalement ; elle a diminué aussi dans le sens
vertical.

Les 13, 14, 15. La tumeur diminue dans les deux sens ; elle est
moins dure.

Les 16, 17. Il n'y a plus qu'un peu d'empâtement sur une étendue
de 4 centimètres.

Les 18, 19. L'empâtement a encore diminué, plus de douleur à la pression.

Le 20. Commence à se lever.

Le 3 juillet. Exéat.

Dans ce cas, une première épistaxis, peu abondante, survenue le 13ᵉ jour, n'imprime aucune dépression au tracé ; mais une nouvelle épistaxis excessivement abondante (3 crachoirs, tamponnement) apparaît le matin du 15ᵉ jour et produit une chute énorme de la température, 2° 8/10, et cela le soir (matin, T. = 40°,4 ; s. = 37°,6), Le lendemain matin, le thermomètre marque 38°,6, température inférieure encore de 1° 6/10 à celle du matin précédent. Le malade est resté longtemps faible et anémié et ne s'est remis que lentement de sa fièvre typhoïde.

Obs. XII. — Fièvre typhoïde. — Epistaxis aux 15ᵉ, 20ᵉ, 21ᵉ et 22ᵉ jour. — Durée vingt-six jours.

Therkelsen Olé, 23 ans, menuisier danois, est reçu le 23 mars 1880 dans le service de M. le Dʳ Guyot.

Le 23 mars. A Paris depuis vingt mois. Début, il y a huit jours, par frissons, le lendemain céphalalgie, diarrhée, a pu travailler jusqu'au 21. Aujourd'hui, aspect typhique, langue rouge, humide, douleur de ventre (côté droit), trois taches rosées dans le dos. Limon., extr. de quinq., bouill.

Les 24, 25. Langue sèche, pas de selle depuis son entrée, un verre d'eau purgative.

Le 26. Délire la nuit, s'est levé, langue un peu sèche.

Le 27. Légère sibilance, peu de diarrhée, taches nombreuses sur la poitrine.

Les 28, 29. Agitation dans la nuit du 27 au 28, a voulu se lever plusieurs fois.

Le 31. Dans la journée, épistaxis (120 gr.), défervescence de la température ; plus de délire.

Les 1ᵉʳ, 2, 3, 4 avril. Abattement, diarrhée. Todd, albumine dans l'urine.

Le 6, Même état, épistaxis dans la nuit (70 gr.).

Le 7. Langue plus humide, légère épistaxis.

Le 8. Adynamie moindre, un peu de diarrhée. Expectoration dans la nuit (60 gr.).

Le 9. Mieux, a maigri ces derniers jours. Jusqu'ici limon., extr. de quinq.

Les 10, 11. Le mieux s'accentue, potages.

Le 13. Un œuf; plus de diarrhée.

Le 14. Une portion.

Le 15. Deux portions.

Le 24. Sept petits abcès aux fesses.

Le 1er mai. Se lève, reprend vite.

Le 7. Exéat.

L'épistaxis 120 gr.) du 15e jour a été suivie d'une défervescence remarquable de la température, 2°, et cela le soir. Le 20e jour, une seconde épistaxis (70 gr.) semble accentuer la rémission du matin (1° 6/10) ; et, au lieu de l'élévation vespérale, nous notons une dépression de 4°/10. Le lendemain, une épistaxis légère est sans action sur la température ; mais sous l'influence d'une 4e épistaxis (60 gr.), le thermomètre indique une rémission de 2°.

Obs. XIII. — Fièvre typhoïde, légère adynamie, épistaxis aux 10 et 12me jour. Faible rechute. Durée 30 jours.

Battiau Anatole, 24 ans, peintre en voitures, est admis le 16 mars 1880, dans le service de M. le Dr Guyot.

Le 16 mars. A Paris, depuis le mois de juillet 1879, dit avoir eu le choléra en 1866 et avoir été malade à la suite pendant six mois. N'a jamais eu de coliques de plomb. Depuis 8 jours, courbature, anorexie, douleur dans le flanc gauche, diarrhée. Se présente à la consultation fatigué et abruti, céphalalgie, langue large, blanche et humide, liseré saturnin, dents sales, un peu déchaussées, douleur et gargouillement dans la fosse iliaque droite.

Le 17, Même état, 3 trois taches rosées sur le thorax. Extrait de quinquina, limonade vineuse.

Le 18. Adynamie, taches plus nombreuses ; cœur, souffle intense, musical au premier temps, plus fort à la pointe (souffle fébrile), pouls fort.

Le 19. Souffle persiste. Respiration peu ample. Légère épistaxis.

Le 20. Quelques râles dans les poumons, préoccupations morales.

Le 21. Ce matin épitaxis (70 gr.), dit aller mieux.

Les 22 et 23. Adynamie moindre, répond mieux, langue bonne.

Les 24 et 25. S'intéresse davantage, souffle cardiaque moins intense.

Le 27. Plus réveillé, a faim, potages, jusqu'ici bouillon, extrait de quinquina.

Le 29. Le mieux se prononce, amaigrissement, 1|2 degré.

Le 30 et 31. Mange un degré, va bien jusqu'au 10 avril.

Le 10 avril. Malaise, fièvre intense, 40°. Interrogé, dit avoir un peu de céphalalgie depuis 2 jours. Diète.

Le 11. Fièvre, langue sèche, rouge, un peu de diarrhée.

Le 12. 4 taches sur le ventre ; 13, va mieux, éruption abondante de taches lenticulaires.

Le 18. Exeat sur sa demande (encore quelques taches.)

Le 10e jour, une légère épistaxis ne produit aucun effet sur la température ; mais celle qui apparaît le matin du 12e jour fait baisser la courbe de 1° le soir. Ce cas a été léger et la durée en aurait été courte sans une rechute qui elle-même n'a présenté aucune gravité.

Obs. XIV. — Fièvre typhoïde. Epistaxis aux 18, 19, 20, 21 et 22me jours. Durée 25 jours.

Boivin (Jules), 29 ans, employé, entre le 13 mars 1880 dans le service de M. le Dr Guyot.

Le 13 mars, début il y a 5 jours : courbature, diarrhée, étourdissements, céphalalgie, a gardé le lit depuis le 8 mars. Facies et langue typhiques, gencives saignantes et fuligineuses, taches sur le ventre. Limonade vineuse, extrait de quinquina, todd. lotion.

Jusqu'au 24 même état, même traitement.

Le 24, les narines et les doigts sont tachés de sang, toujours un peu de diarrhée.

Le 25, un peu de sang aux doigts, aux narines et sur les oreilles.

Le 26 matin, toujours un peu de sang venant du nez; soir, les narines et les doigts sont encore teints de sang, même traitement.

Le 27, éruption furonculeuse sur les fesses, petite eschare sacrée, saigne toujours très peu du nez.

Le 31, langue et gencives sèches, toujours un peu d'adynamie, amaigrissement, l'eschare s'étend, un peu de sang à l'orifice des narines.

Les 2 et 3 avril, faciès meilleur, langue un peu humide.

Le 4, matelas d'eau; l'eschare ne grandit plus.

Le 5, langue bonne, malade faible; 1 degré.

Les 7 et 8, bon aspect de l'eschare, petits abcès aux fesses (ponction). Les jours suivants le malade va bien, l'eschare guérit peu à peu.

Le 14, le malade sort, la plaie de la région sacrée n'est pas complètement fermée.

La période d'état s'est montrée ici d'une durée assez longue, puisque, pendant onze jours, la température s'est maintenue à 40° environ, malgré les lotions vinaigrées. Alors les épistaxis apparaissent aux 18, 19, 20, 21 et 22me jours, peu abondantes, il est vrai, mais nombreuses, et aussitôt commence une série d'oscillations d'environ 1° 1/2. Il est difficile de dire si les épistaxis ont déterminé les oscillations, ou bien s'il n'y a eu qu'une simple coïncidence.

Obs. XV.—Fièvre typhoïde. Epistaxis aux 10, 13 et 15me jour, adynamie, mort. Autopsie, lésions peu nombreuses.

Hérisi Marcelini, 28 ans, domestique, est reçue le 6 janvier 1880 à l'hôpital Beaujon, salle Sainte-Claire, service de M. le Dr Guyot.

Le 6 janvier, dit être malade depuis 15 jours, a eu froid en revenant de Belgique avec ses maîtres (artistes dramatiques en tournée). Ichthyose congénitale. Pas de maladies antécédentes, aspect fatigué, paraît beaucoup plus âgée qu'elle n'est en réalité. Langue large, rouge; ventre élevé; un peu de diarrhée depuis 3 ou 4 jours.

Les 7, 8 et 9, même état, l'insomnie surtout persiste.

Les 10, 11, dit être très malade (peur de mourir) ; quelques taches sur l'abdomen.

Le 12, épistaxis (50 gr.), sueurs profondes.

Les 13, 14, langue sèche, diarrhée, état moral exécrable.

Le 15, épistaxis (90 gr.), presque plus de diarrhée, céphalalgie moindre.

Le 16, épistaxis (60 gr.), même état d'anxiété, sueurs, quelques râles muqueux à la base droite (sinapis).

Du 17 au 20, peu de changement, idées toujours noires.

Le 21, rien aux poumons, sulfate de quinine, 0 gr. 50. Todd.

Le 22, diarrhée abondante, ventre ballonné, facies altéré, état moral détestable, râles sibilants, ventouses sèches, sinapis).

Le 23, délire de parole et d'action, a voulu se lever.

Les 24, 25, langue très sèche, l'adynamie se prononce de plus en plus.

Le 26, adynamie extrême, teinte asphyxique, bain de moutarde.

Le 27, même état. Bain de moutarde.

Le 28, asphyxie persistante, délire depuis 4 jours, le soir même état, mort à 9 heures du soir.

Autopsie le 30 janvier. — Poumons : congestion générale surtout aux deux bases, adhérence intime des 2 lobes du poumon gauche sur une étendue de 3 à 4 cent. en dehors. Au niveau de cette adhérence, les 2 lobes présentent une bande de broncho-pneumonie d'une hauteur de 3 cent. et dépassant l'étendue de l'adhérence de 2 ou 3 cent. de chaque côté ; hépatisation rouge de cette bande, friabilité et granulations du tissu pulmonaire à ce niveau, petite vacuole remplie de pus.

Cœur sain. — *Foie* un peu gras, *reins* congestionnés.

Intestin. — Dans les 60 ou 80 derniers cent. de l'intestin grêle, on trouve des plaques de Peyer et des follicules clos ulcérés ; ils sont en tout au nombre d'une douzaine environ. Dans la même étendue quelques plaques un peu infiltrées et par places une arborisation de la muqueuse ; rien dans le reste de l'intestin, pas même de congestion.

Rate. — Légère hypertrophie.

Encéphale. — Adhérences des méninges entre elles ; rien à l'encéphale, ni à la pie-mère.

Le premier saignement de nez (50 gr.), arrivé le 10ᵉ jour, ne modifie pas la courbe. Le 13ᵉ jour, une seconde épistaxis (90 gr.) provoque une chute vespérale de 1° 6/10 inférieure à celle de la veille; la céphalalgie semble aussi s'être amendée. Enfin, le 15e jour, une épistaxis (60 gr.) ne fait pras vaier le tracé. La fatigue et l'épuisement de cette malade, à son entrée à l'hôpital, ont peut-être contribué à l'aggravation de la dothiénentérie.

Obs. XVI. — Fièvre typhoïde légère. Epistaxis au 16me jour. Durée 20 jours.

Vandeur (J.-B.), 27 ans, briqueteur, est admis le 16 septembre 1880 à l'hôpital Beaujon, service de M. le Dr Gombaut, suppléé par M. Labadie-Lagrave.

Pas de maladies antécédentes; depuis le 28 août mal en train, faiblesse, anorexie. Cesse son travail le 4 septembre ; dès lors faiblesse progressive, tournoiements de tête, insomnie continuelle.

Le 16 septembre. — Facies et langue typhiques, diarrhée, région iliaque droite non douloureuse, taches rosées lenticulaires sur la poitrine et l'abdomen, quelques râles de bronchite disséminés, dans les deux poumons. Extrait de quinquina, bouillon.

Le 17, diarrhée, sibilance s'accentue, même traitement, (ventouses sèches.)

Le 18, nombreux rales de congestion à la base de chaque poumon, (ventouses sèches.)

Les 20 et 21, céphalalgie, un peu de diarrhée, râles de congestion toujours nombreux, un peu de dyspnée (ventouses sèches).

Le 22, huit heures du matin, épistaxis (70 gr.), malade respire mieux, céphalalgie beaucoup moins forte.

Du 23 au 27, le mieux s'accentue chaque jour.

Le 28, plus de diarrhée depuis le 26, on cesse l'extrait de quinquina.

Le 29, mange un œuf, le 30 mange une côtelette.

Le 30, écoulement séro-purulent de l'oreille gauche, un peu de surdité.

Le 15 octobre, part à Vincennes, l'oreille coule toujours un peu.

Chez ce malade, la fièvre a toujours été modérée ; la température ne s'est maintenue que très peu de temps à 40°. Il est survenu de la congestion pulmonaire assez intense qui paraît s'être atténuée beaucoup à la suite d'une épistaxis (70 gr.) arrivée le 16e jour. La perte de sang paraît aussi n'avoir pas été étrangère à la diminution de la céphalalgie et à la chute vespérale de la température = 1° 6/10.

Obs. XVII. — Fièvre typhoïde légère. Epistaxis au 15me jour.
Durée 18 jours.

Grancheron (Michel), 21 ans, homme de peine, est reçu le 25 septembre 1880 dans le service de M. le Dr Guyot.

N'accuse pas de maladies antérieures ; 12 septembre frissons ; le lendemain, courbature générale qui va s'accentuant, appétit diminué, selles normales ; 18 septembre prend le lit : rachialgie lombaire et post-cervicale, pas de diarrhée, douleurs dans l'abdomen ; 19 septembre, 1 bouteille d'eau de seliz ; 21 septembre encore 1\2 bouteille le lendemain, la seconde moitié.

Le 25 septembre apporté à l'hôpital, aspect typhique, céphalalgie, insomnie, langue un peu sèche, rouge ; douleur et gargouillement dans la fosse iliaque droite, quelques taches rosées vers la base de la poitrine ; toux modérée, légère sibilance dans les 2 poumons. Limonade, extrait de quinquina.

Les 26, 27, même état, langue un peu sèche.

Le 28, céphalalgie vive, plus de toux.

Le 30, dans la nuit du 29 au 30, épistaxis (75 gr.), céphalalgie disparaît, le malade se trouve bien.

Les 1, 2 octobre, le mieux se prononce, le malade a faim.

Le 3, mange une 1\2 portion ; jusqu'au 2, limonade, extrait de quinquina, bouillon.

Les 5, 6, mange 2 portions, le malade reprend des forces.

Le 12, exéat.

Ce cas de dotniénentérie a été excessivement léger et d'une très courte durée. La température n'a jamais dépassé 39°. L'épistaxis (75 gr.) qui s'est manifestée dans la nuit du 14 au 15e jour, a fait baisser le tracé de 2°. Le soir, la courbe s'est relevée de 1°; mais la différence des deux températures vespérales n'en est pas moins restée de 1°, et, depuis, la température a oscillé autour de la normale.

Obs. XVIII. — Fièvre typhoïde légère. — Epistaxis aux 10e, 12e et 11e jours. — Durée vingt-deux jours.

Leisel (Suzanne), 22 ans, cigaretière, est admise le 19 octobre 1880, dans le service de M. le Dr Guyot.

Pas de nouveau séjour à Paris, sans maladies antécédentes, mal en train depuis douze jours, alitée depuis huit jours; courbature, inappétence, douleur de ventre, pas d'épistaxis utérines ni de saignements de nez, diarrhée.

Le 19 octobre. La malade est prostrée, souffre beaucoup du ventre, taches sur l'abdomen et dans le dos; un peu de diarrhée, insomnie, langue rouge et sèche. Rien d'anormal au cœur, aux poumons et à la rate. Extr. de quinq., limon., vineuse, lotions.

Le 20. Epistaxis (40 gr.), sans influence sur la température; quatre selles diarrhéiques.

Le 21. Langue plus desséchée, douleur et ballonnement du ventre.

Le 22. Dans la journée épistaxis (90 gr.), défervescence de la température, trois vomissements dans la nuit (sinapismes sur la région épigastrique).

Le 23. Vomissements (sinap., potion de Rivière), diarrhée moindre.

Le 27. Un peu de surdité, céphalalgie, vomissements.

Le 29. Epistaxis (30 gr.), sans influence sur la température, céphalalgie atténuée.

Lé 1er novembre. Plus de vomissements, presque plus de diarrhée.

Les 2, 3. Va beaucoup mieux, plus de fièvre.

Le 4. Vomissement, une selle diarrhéique dans la nuit, langue bonne.

Le 5. Mange demi-portion, a maigri ces derniers jours.

Le 7. Mange une portion, se lève un peu.

Le 12. Exéat.

Des trois épistaxis que nous a présentées cette malade, une seule, la deuxième (90 gr.), a eu une influence marquée sur la température (chute vespérale de 1° 6|10).

La troisième, sans action sur la courbe, paraît avoir sensiblement atténué la céphalalgie.

En resumé, les épistaxis relatées dans les diverses observations que nous venons de présenter n'ont pas toutes exercé la même influence sur la courbe thermométrique; leur action a été en raison directe de leur abondance. Presque toutes les hémorrhagies nasales copieuses ont été suivies d'une défervescence notable de la température : l'une d'elles (Obs. XI a fait baisser le thermomètre de 2° 8[10 le soir; 5 ont amené une chute vespérale d'environ 2° (obs. VIII, XII, XV, XVI, XVIII) et trois ont fait descendre la courbe de 1° et 1[2 (obs. V, IX, XIII).

La rémission du matin, alors qu'elle était peu accentuée la veille, a été, après les épistaxis, 1 fois de 3° 1[2 (obs VIII), 4 fois de 2° (obs. V, IX, XVII), et 6 fois de 1° 1[2 (obs. VII, XIV (5 fois).

4 épistaxis de chacune environ 40 à 50 gr. (obs. XV et XVIII) et 3 plus légères (obs. VII, XI et XIII) ont été impuissantes à faire varier le tracé.

De cet aperçu il ressort que, pour influer sur la température, les épistaxis doivent être assez copieuses (80 à 100 gr. de sang). En outre l'examen de nos tracés thermométriques permet de constater que les dépressions produites sur la courbe par les hémorrhagies nasales ne disparaissent pas quelques heures après l'arrêt de l'écoulement.

Plusieurs fois, en effet, à la suite d'épistaxis arrivées dans la nuit, nous avons pu non seulement noter une rémission considérable le matin, mais voir survenir aussi une chute vespérale plus ou moins marquée (Obs. VIII, IX, X, XI, XII et XVIII) ; de sorte que les chutes de la température consécutives aux épistaxis ne sont généralement pas suivies d'une nouvelle ascension, contrairement à ce qui arrive après les hémorrhagies intestinales.

Ajoutons enfin que chez nos 18 malades les épistaxis n'ont été accompagnées d'aucune autre hémorrhagie, de sorte que nous pouvons nous demander si leur influence favorable sur la température (1 seul cas de mort) n'est pas due précisément à l'absence d'hémorrhagies par d'autres voies.

Ces faits, du reste, n'avaient pas échappé à l'observation du professeur Lorain ; car, dans ses leçons cliniques sur la température du corps humain, publiées par les soins de M. le professeur Brouardel, se trouvent trois observations de fièvre typhoïde, où les épistaxis sont survenues dans le cours de la maladie.

Chez deux malades elles ont amené un abaissement de la température et la dothiénentérie a été bénigne. Mais Lorain fait observer que dans ces deux cas les saignements de nez ont existé seuls, sans aucune coïncidence avec d'autres hémorrhagies. Il n'en fut pas de même dans la troisième observation. « Ici les épistaxis, accompagnées d'hémorrhagies par d'autres voies, par les selles en particulier, doivent être mises en rapport avec l'état grave du malade, et, au lieu d'abaisser la température, elles se sont accompagnées d'une évation intense. Le malade a succombé avec une température de 33 degrés, ainsi que cela se voit dans d'autres fièvres hémorrhagiques, dans la

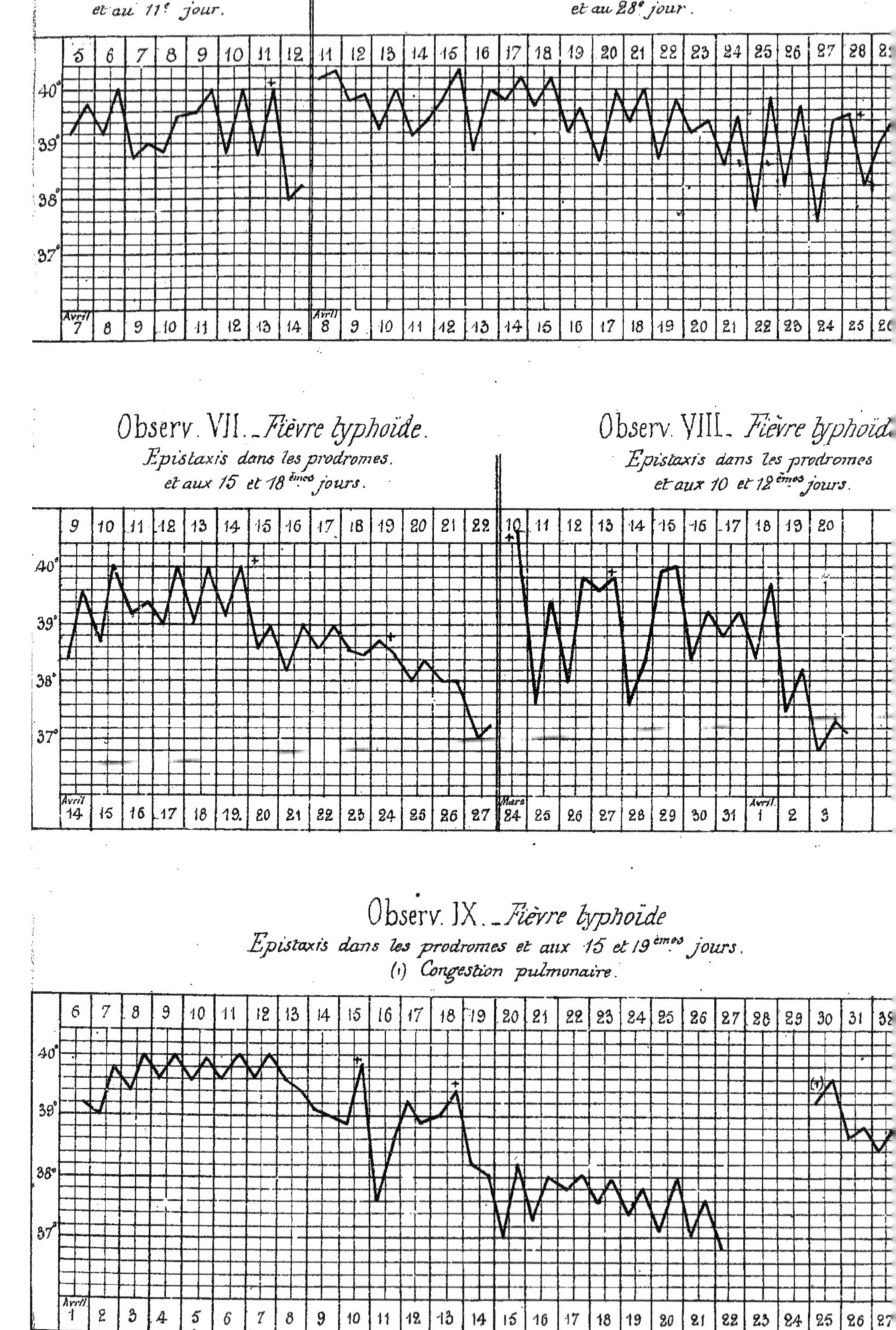

Observ. V._Fièvre typhoïde lég.
Epistaxis dans les prodromes
et au 11e jour.

Observ. VI._Fièvre typhoïde.
Epistaxis dans les prodromes
et au 28e jour.

Observ. VII._Fièvre typhoïde.
Epistaxis dans les prodromes.
et aux 15 et 18èmes jours.

Observ. VIII._Fièvre typhoïd
Epistaxis dans les prodromes
et aux 10 et 12èmes jours.

Observ. IX._Fièvre typhoïde
Epistaxis dans les prodromes et aux 15 et 19èmes jours.
(1) Congestion pulmonaire.

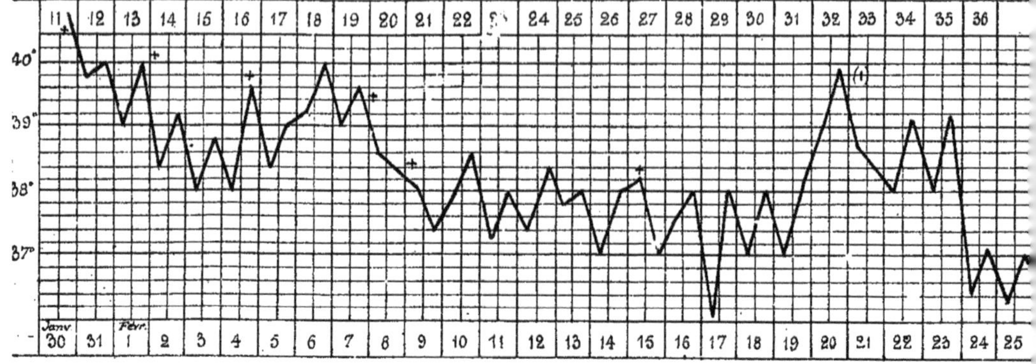

Observ. X. _ Fièvre typhoïde grave.

Epistaxis dans les prodromes et aux 11, 14, 17, 20, 21 et 27 èmes jours. _ Tamponnement
(1) Erysipèle.

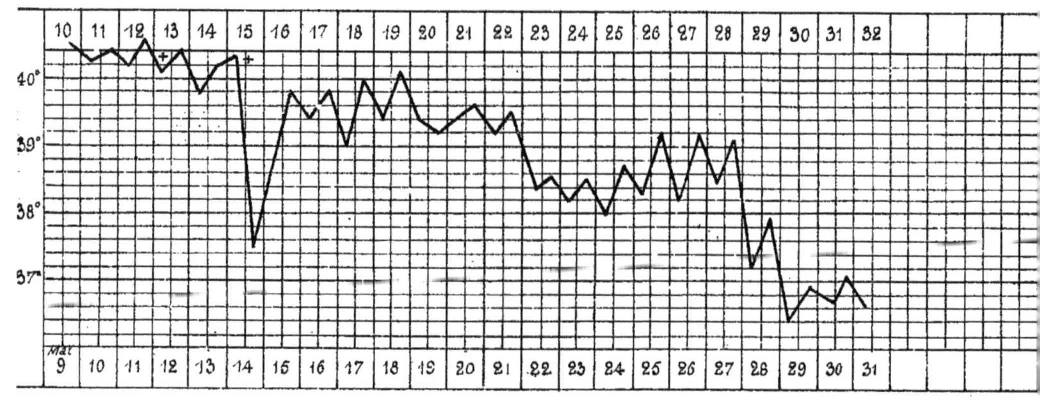

Observ. XI. _ Fièvre typhoïde grave

Epistaxis aux 13 et 15 èmes jours.
(Tamponnement.)

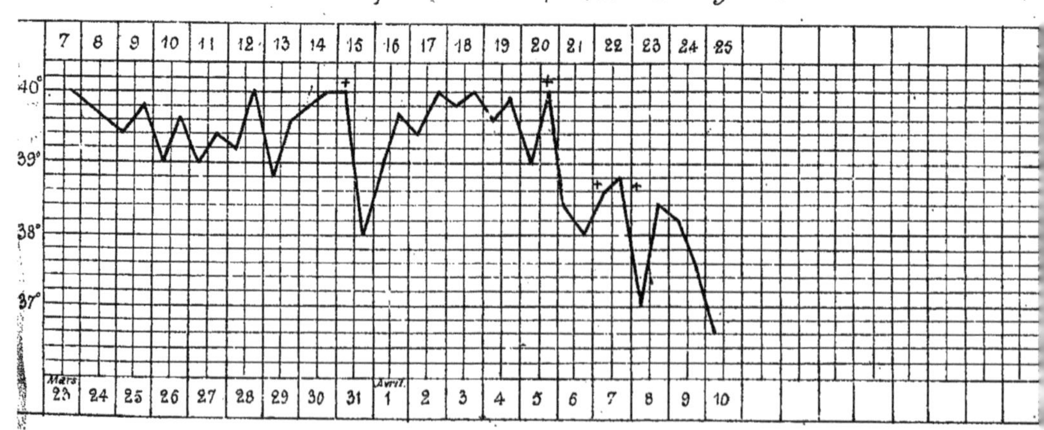

Observ. XII. _ Fièvre typhoïde.

Epistaxis aux 15, 20, 21 et 22 èmes jours.

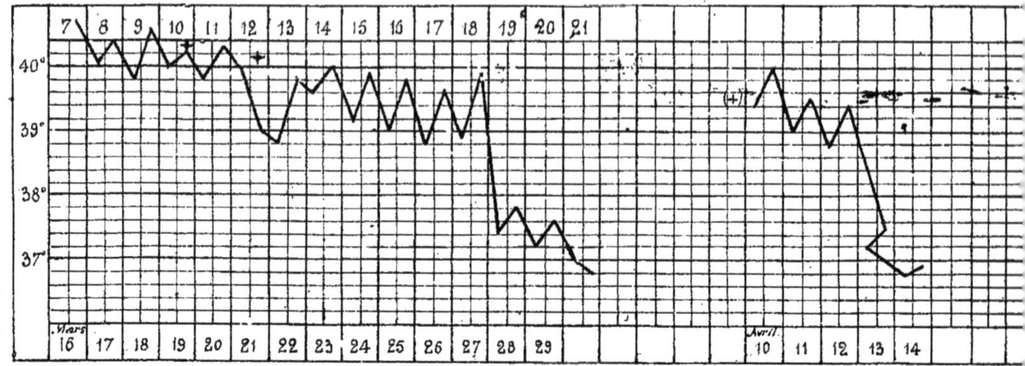

Observ. XIII. _ Fièvre typhoïde.
Epistaxis aux 10 et 12es jours.
(+) Petite rechute.

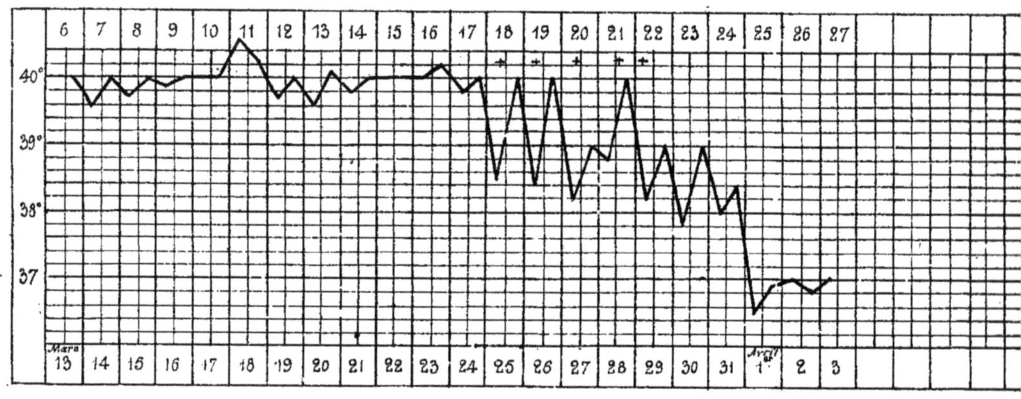

Observ. XIV. _ Fièvre typhoïde.
Epistaxis aux 18, 19, 20, 21 et 22èmes jours.

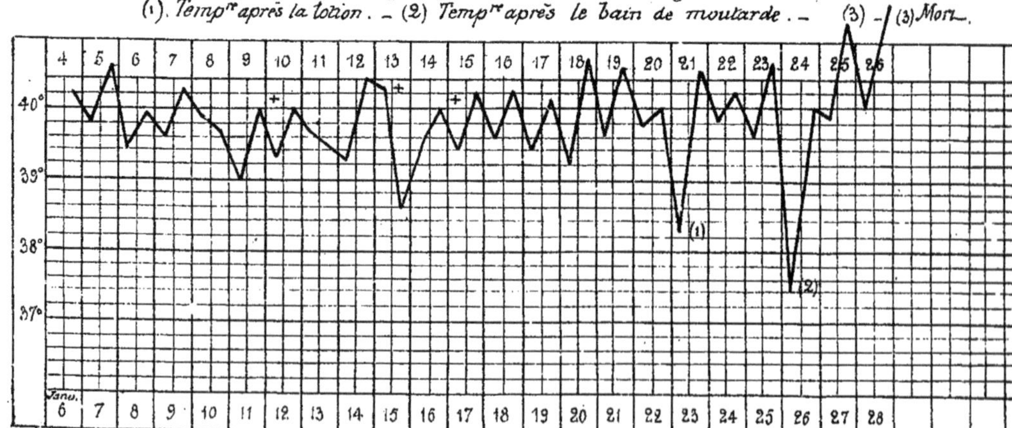

Observ. XV _ Fièvre typhoïde.
Epistaxis aux 10, 13 et 15èmes jours.
(1). Tempre après la lotion. _ (2) Tempre après le bain de moutarde. _ (3) _ (3) Mort.

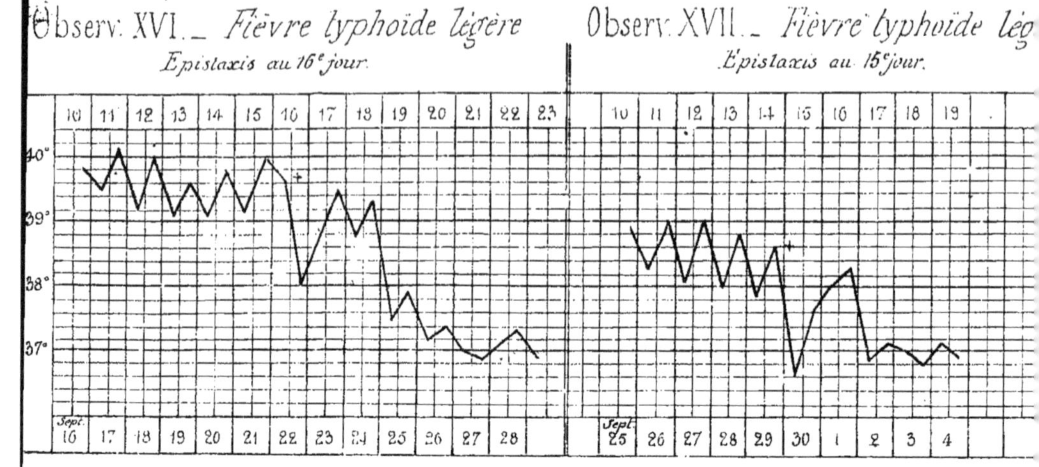

Observ. XVI._ *Fièvre typhoïde légère*
Epistaxis au 16ᵉ jour.

Observ. XVII._ *Fièvre typhoïde lég[ère]*
Epistaxis au 15ᵉ jour.

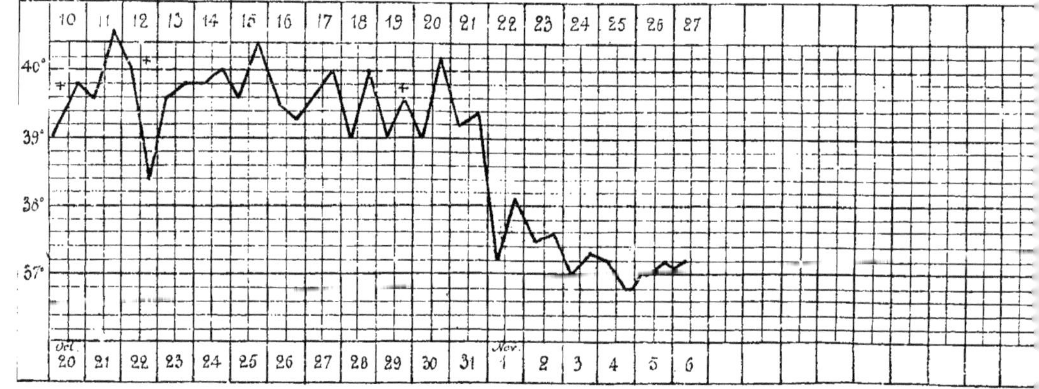

Observ. XVIII._ *Fièvre typhoïde légère*
Epistaxis aux 10, 12 et 19ᵉᵐᵉˢ jours.

variole noire en particulier (1). (Observations XXXVI et XXXVII, page 110-112 : guérison; — XXXVIII, page 117 : mort.)

CHAPITRE III.

INFLUENCE DES ÉPISTAXIS DE LA FIÈVRE TYPHOÏDE SUR LES SYMPTOMES CÉRÉBRAUX ET THORACIQUES.

Les épistaxis ont sur les symptômes cérébraux et thoraciques une action différente selon qu'elles se manifestent au début ou dans le cours de la fièvre ty-phoïde.

§ 1. *Epistaxis du début.*

Les épistaxis qui se montrent à cette époque sont presque toujours dues à une congestion de la membrane de Schneider: aussi sont-elles avec raison classées parmi les hémorrhagies congestives ou par fluxion active. Cette hyperémie de la muqueuse pituitaire n'est pas la seule qu'on puisse observer à cette période de la dothiénenterie. Ordinairement elle s'accompagne d'autres fluxions diversement localisées; souvent même elle se montre alors que se sont déjà manifestés des signes certains de congestion dans d'autres organes. Quelquefois le sang afflue vers l'u-

(1) Loc. cit.

Chaumanet.   4 térus en dehors de l'époque menstruelle et produit des écoulements que Gubler (1) a désignés sous le nom d'épistaxis utérines et qu'il a signalés au début des pyrexies et des phlegmasies de toute sorte : érysipèle, rougeole, scarlatine, variole et surtout fièvre typhoïde.

1. — De toutes les fluxions qui apparaisent à cette époque, la plus fréquente à son siège dans l'encéphale. Ainsi s'expliquent les bourdonnements dans les oreilles, les éblouissements, les tournoiements de tête, les céphalalgies, les rêves pénibles, l'insomnie et tout le cortège des symptômes prodomiques, qui trop souvent torturent les malades.

C'est surtout dans les cas de congestion céphalique qu'on remarque l'heureuse influence des épistaxis modérées. Presque toujours les troubles cérébraux, quels qu'ils soient : vertige, insomnie, délire même etc., se trouvent alors sensiblement atténués. L'épistaxis semble ici jouer le rôle d'un dérivatif puissant et efficace. C'est un fait sur lequel les auteurs ont depuis longtemps déjà appelé l'attention. Andral, dans ses leçons cliniques, dit que dans certains cas on a cherché à favoriser les épistaxis, et Masse (2), dans son mémoire s'exprime ainsi : «Ces hémorrhagies (les épistaxis), parfois suivies d'une modification favorable des symptômes généraux, n'ont pas été sans exercer une influence sur la conduite des praticiens, qui, croyant bien interpréter la nature, tâchaient de l'imiter dans

---

(1) Loc. cit.
(2) Thyphus et fièvre thyphoïde. Mémoire, 1878.

ses opérations et recouraient dans ce but à la phlébo-
tomie. »

Sorre (1) dit avoir constaté souvent, dans les cas de
congestions céphaliques intenses, l'action favorable
des épistaxis que non seulement il respectait, mais
qu'il provoquait souvent à l'aide de scarifications
faites sur la muqueuse pituitaire. Ces scarifications,
suivant Sorre, donnent en général lieu à un écoulement
sanguin qui soulage considérablement le malade et
fait disparaître tous les accidents cérébraux. L'auteur
ajoute qu'il a eu l'occasion d'observer plusieurs fois
les avantages de cette pratique dans le service de
Cazalis, pendant une épidémie de fièvre typhoïde.

Nous n'avons jamais vu employer de tels moyens,
mais fréquemment, nous nous sommes trouvé en face
de céphalalgies intenses, de délires violents qui ont
été calmés par l'action bienfaisante d'un ou de
plusieurs saignements de nez.

Quelques malades n'ont été soulagés que pour un
temps assez court ; mais un certain nombre ont eu
leur céphalalgie ou entièrement dissipée, ou amoindrie
pendant plusieurs jours (obs. III, VII, X, XV, XVI,
XVIII). Enfin, chez trois sujets, les épistaxis ont eu sur
le délire une influence aussi salutaire que sur la
céphalalgie (obs. VII, VIII, XII).

Dans un cas de fièvre typhoïde à forme cérébrale,
nous avons eu l'occasion de voir M. le D\u2009 Millard appli-
quer une sangsue derrière chaque oreille du malade.
A la suite de cette petite perte de sang, un soulage-
ment immédiat s'est manifesté chez le patient qui

(1) Loc. cit.

— 44 —

était en proie à un délire des plus intenses (obs. VI.)
Plusieurs fois, M. Millard n'a eu qu'à se louer de cette
médication. En présence de ces faits, l'on peut se demander si les sangsues n'ont pas eu la même action
que les épistaxis.

II.— L'action favorable des épistaxis ne s'observe pas
seulement dans les cas de dothiénentérie à forme cérébrale ; mais on la constate aussi dans les manifestations
congestives du poumon qui est, avec le cerveau, l'or-
gane le plus souvent hypérémié dans la fièvre typhoïde.
La remarque en a été faite depuis longtemps, et plus
récemment, J. Gazalis (1), dans sa thèse inaugurale a
soutenu la même opinion : « Nous avons recherché ce
que devenaient les manifestations thoraciques dans
les cas d'épistaxis répétées, et il nous a semblé que,
lorsqu'un malade perdait fréquemment du sang par
le nez, ses poumons étaient moins exposés à se prendre
d'une manière sérieuse. La déperdition sanguine fréquemment répétée et naturelle doit avoir une influence
au moins aussi puissante que celle des saignées et des
ventouses ; l'épistaxis annonce une congestion sur la
muqueuse de Schneider, par conséquent un mouve-
ment fluxionnaire actif extérieur et l'hémorrhagie a
pour effet de modérer les hémorrhagies internes. »

Nous avons eu nous-même constamment l'attention
dirigée vers les phénomènes pulmonaires dans les cas
de dothiénentérie avec épistaxis qu'il nous a été
donné d'observer, et, nous pouvons affirmer, que
jamais nous n'avons eu l'occasion de voir survenir
des accidents pulmonaires inquiétants. Ainsi des

(1) Loc. cit.

18 observations que nous avons pu recueillir et dont quelques-unes sont remarquables par la fréquence et l'abondance des épistaxis, puisque dans deux cas on a dû recourir au tamponnement des fosses nasales, une seule (obs. XVI) mentionne une congestion pulmonaire assez intense, ayant nécessité pendant plusieurs jours consécutifs l'application de ventouses sèches ; mais, même dans ce cas, les phénomènes thoraciques n'ont eu rien d'alarmant. Une épistaxis d'environ 80 gr. de sang survint et la congestion pulmonaire disparut, probablement à la suite de cette déperdition sanguine.

§ 2.— *Epistaxis pendant le cours.*

Les épistaxis, qui, dans la période de début, remplissent souvent le rôle d'un dérivatif énergique et atténuent l'intensité des phénomènes cérébraux et thoraciques, sont rarement suivies à cette époque tardive d'une modification favorable dans la marche des autres symptômes. Il doit en être ainsi, puisque les saignements de nez coïncident fréquemment, à cette période de la maladie, avec d'autres hémorrhagies plus graves, intestinales, rénales, etc., qui promptement jettent les sujets dans une adynamie profonde ; ainsi s'explique une certaine disposition hémorrhagique dont parlent les auteurs et dont trop souvent les épistaxis copieuses et répétées ne sont que les indices.

Mais fort heureusement que les choses ne se passent pas toujours de cette façon. Quelquefois, malgré des

épistaxis fréquentes, copieuses et d'une certaine gravité, l'on peut ne voir survenir aucune autre hémorrhagie. Dans ces cas, il est possible d'observer une
amélioration notable des symptômes généraux, qu'il
est permis de rapprocher de celle qui se montre si
souvent à la suite des épistaxis précoces de la fièvre
continue. C'est ainsi que dans nos observations, où
les épistaxis ont été assez abondantes pour nécessiter
le tamponnement des narines, nous n'avons remarqué
de congestions internes graves ni dans le cerveau, ni
dans les poumons ; mais chez aucun de nos malades,
les saignements de nez n'ont été accompagnés d'hémorrhagies par d'autres voies. Tout porte à croire que
chez eux, la disposition hémorrhagique a fait défaut
et que les écoulements de sang par les narines ont
servi de dérivatifs et ont éloigné ou tout au moins
considérablement atténué les congestions internes.

CHAPITRE IV.

SIGNIFICATION DIAGNOSTIQUE ET PRONOSTIQUE DES ÉPIS
TAXIS DE LA FIÈVRE TYPHOIDE. — LEUR VALEUR AU POINT
DE VUE DE LA MARCHE ET DE LA DURÉE DE LA MALADIE.
— LEUR TRAITEMENT.

§ 1. — *Signification diagnostique.*

Les épistaxis ont une certaine importance diagnostique dans la fièvre typhoïde. En effet, parmi les nombreux syptômes observés dans cette maladie, il n'en est aucun de pathognomonique, de sorte que, pour arriver à établir le diagnostic, il faut la réunion d'un certain nombre de symptômes généraux et locaux. Quelques-uns ont assez de valeur, parce qu'on les observe rarement dans le cours des autres maladies aiguës et que, lorsqu'ils se montrent dans celles-ci, ils sont beaucoup moins marqués que dans la fièvre typhoïde. De ce nombre est l'épistaxis qui a une importance diagnostique incontestable dans la dothiénentérie.

1. — *Au début*, l'épistaxis est d'une certaine utilité pour diagnostiquer la fièvre typhoïde : 1° d'une granulie ou d'une phthisie aiguë à forme typhoïde; 2° d'un embarras gastrique fébrile, mais ce dernier cesse d'ordinaire après l'administration d'un ou deux purgatifs; 3° d'un état bilieux avec fièvre que les purgatifs font en général aussi disparaître ; 4° des fièvres éruptives. Les épistaxis sont communes dans la rougeole à la période d'invasion, dont la durée est en moyenne de quatre jours pleins, de sorte que si, chez un enfant ou un adulte atteint de fièvre avec saignement de nez, l'éruption n'apparaît pas vers le quatrième ou le cinquième jour, on se trouve probablement en présence d'une fièvre typhoïde.

Dans la scarlatine et dans la variole, l'ascension de la température est brusque et non graduelle comme dans la fièvre typhoïde. Du reste les épistaxis ne s'observent pas souvent dans la scarlatine et dans la variole où la forme est normale; car elles sont fréquentes dans la forme maligne de ces deux maladies qu'on a appelées hémorrhagiques; ici l'écoulement de sang se fait par presque toutes les muqueuses, dans le tissu cellulaire sous-cutané, etc. ; 5° des affections cardiaques où il existe de la fièvre ; 6° des néphrites aiguës; mais dans ces deux dernières classes de maladies, le diagnostic est le plus souvent fait quand apparaissent les épistaxis.

II. — *Dans les deuxième et troisième septénaires*, les épistaxis peuvent servir aussi à reconnaître la fièvre typhoïde : 1° d'une méningite ; 2° d'une entérite ; mais la concomitance des autres symptômes propres à chacune de ces maladies permet généralement d'établir le diagnostic, sans qu'on ait à s'occuper de la question des épistaxis.

§ 2. — *Signification pronostique.*

La signification pronostique des épistaxis typhoïdes dépend d'un assez grand nombre de circonstances.

1° *De l'époque de leur apparition.* — Nous avons vu dans le chapitre précédent que les épistaxis, qui se montrent avec les premiers symptômes, soulagent ordinairement les malades, diminuent leur céphalalgie et leurs vertiges, modèrent leur oppression en décongestionnant l'encéphale et les poumons. De toutes les formes de dothiénentérie, celle qui se trouve le plus heureusement influencée par les épistaxis survenant à la période de début, est sans contredit la forme dite pléthorique ou inflammatoire. D'après ce qui précède, l'apparition de l'épistaxis au début d'une fièvre typhoïde serait d'un favorable augure. Sorre croit même que plus elle est abondante. plus elle constitue un excellent signe pronostique.

Les épistaxis qui surviennent tardivement sont plus rarement suivies d'une modification favorable des symptômes généraux (Compendium, Jaccoud), parce qu'elles coïncident souvent avec des entérorrhagies, des hématuries, des écoulements de sang par les gencives et autres surfaces muqueuses. C'est alors que se déclare très vite une adynamie des plus graves, caractérisée par la faiblesse et la fréquence du pouls, la sécheresse de la langue et de la peau, les désordres intellectuels, la parésie ou même la paralysie des sphincters, la trémulation des lèvres et les soubresauts des tendons. Dans ces conditions l'on voit fréquemmeut apparaître des éruptions pétéchiales, des eschares multiples, de nombreux abcès, des congestions hypostatiques des poumons, un amaigrissement considérable et trop souvent le marasme et la mort.

2° *De leur manifestation isolée ou de leur coïncidence avec d'autres hémorrhagies.* — Les épistaxis qui surviennent soit dans la période d'état, soit dans celle de déclin de la fièvre typhoïde, constituent un accident fâcheux, parce que souvent elles sont précédées ou accompagnées d'autres hémorrhagies. Dans ces cas, une adynamie redoutable s'empare des malades, en enlève un grand nombre et nécessite pour les autres une lente ou longue convalescence. A l'appui de cette opinion, nous croyons devoir donner ici l'exposé succinct des observations publiées dans les thèses de Granier Saint-Aubin et de Cazalis, où les épistaxis ont coïncidé avec des entérorrhagies (1).

Obs. I (Cazalis). — Fièvre typhoïde adynamique. Hémorrhagie intestinale et épistaxis à la sixième semaine ayant nécessité le tamponnement du côté gauche des narines. Mort.

Obs. II (Granier Saint-Aubin). — Fièvre typhoïde à début grave, marquée par de l'abattement et du délire. Enterorrhagie (une épistaxis). Mort.

Obs. III (Cazalis). — Dothiénentérie adynamique. Symptômes cérébraux graves, diarrhée. Congestion pulmonaire modérée. Au début de la convalescence, épistaxis. Entérorrhagies multipliées. Anémie. Mort. Durée trente jours environ.

Obs. IV (idem). — Dothiénentérie maligne. Pas d'épistaxis au début, suppression des régles ; phénomènes adynamiques intenses et rapides : épistaxis, entérorrhagies et congestion pulmonaire la veille de la mort. Durée treize jours.

Obs. V (idem). — Dothiénentérie à prédominance cérébrale. Délire dès le début. Epistaxis au début ayant nécessité le tamponnement ; diarrhée modérée. Elévation progressive du pouls. Mort (autopsie : méningite, absence de congestion pulmonaire et de congestion intestinale).

Obs. VI (idem). — Dothiénentérie hémorrhagique. Symptômes cérébraux : épistaxis (300 gr.), six jours après son entrée, les symptômes cérébraux ne cèdent pas, sueurs, congestions pulmonaires ; hémorrhagies intestinales, épistaxis nouvelles, anémie, convalescence longue. Durée quarante jours.

Obs. VII (idem). — Dothiénentérie hémorrhagique. Epistaxis assez abondante au début (invasion), délire, éruption considérable de taches rosées, hémorrhagies intestinales répétées ; convalescente lente. Durée trente-cinq jours.

Obs. VIII (idem). — Dothiénentérie lente, adynamique. Epistaxis au début : diarrhée, délire modéré, congestion pulmonaire double, peu intense, puis plus vive, puis se localise à gauche, diminue peu à peu, puis reparaît à droite où elle prend une grande intensité. Cyanose, adynamie, convalescence lente. Durée cinquante-huit jours environ.

(1) Loc. cit.

Dans nos observations (ci-dessus chapitre II), les épistaxis même tardives n'ont été ni précédées, ni suivies d'hémorrhagies par d'autres voies, et n'ont pas eu à beaucoup près la signification redoutable de celles dont nous venons de donner le sommaire. En effet, dans les cas où les épistaxis n'ont été ni trop abondantes, ni trop souvent répétées, l'adynamie ne s'est pas manifestée et la guérison ne s'est pas fait attendre longtemps. Une seule malade a succombé; mais la fatigue et l'épuisement où elle se trouvait, à son entrée à l'hôpital, ont sans doute contribué à aggraver la dothiénentérie (obs. XV).

3° *De leur abondance et de leur rapidité.* — Chez quelques malades, les saignements de nez ont été copieux et persistants; deux d'entre eux ont même eu les narines tamponnées ; mais ici encore les épistaxis n'ont pas eu une signification funeste. Les malades ont guéri sans qu'il se soit manifesté la moindre complication fâcheuse. Mais les hémorrhagies nasales ont exercé dans ces cas une action certaine sur la marche de la dothiénentérie ; car les malades sont restés longtemps affaiblis, anémiés, et leur convalescence a été tardive et lente (Obs. X et XI).

4° *De la forme de aothiénentérie.* Dans la forme simplement ataxique, quand cette ataxie est due à des congestions des centres nerveux, une épistaxis de moyenne intensité, si elle ne se renouvelle pas, soulage ordinairement le malade. Il en est de même de la forme thoracique, car l'épistaxis décongestionne les poumons et diminue la gêne respiratoire. Dans les formes adynamiques graves avec hémorrhagies diverses, les épistaxis paraissent exercer la plus fâcheuse influence en augmentant l'affaiblissement et l'anémie des malades.

De la constitution du malade. Les sujets atteints de dothiénentérie, et doués d'un tempérament sanguin, pléthorique, prédisposés par conséquent aux congestions internes, se trouvent ordinairement mieux après une épistaxis modérée. Au contraire, les saignements de nez semblent préjudiciables aux personnes pâles, surmenées, qui, dès le début de leur fièvre continue, sentent leurs forces considérablement diminuées; dans ces cas toute spoliation sanguine est nuisible.

Pronostic des épistaxis considérées en elles-mêmes. — Si nous envisageons les épistaxis typhoïdes en elles-mêmes, au point de vue du pronostic, nous ne pouvons pas leur accorder une grande gravité; car le plus souvent elles sont légères et de courte durée. Mais si elles sont abondantes et répétées, elles peuvent mettre la vie des malades en danger et même devenir une cause immédiate de mort. Murchison affirme qu'il a vu plusieurs exemples de mort occasionnée par l'épistaxis : chez le malade qui fait l'objet de la XIIe observation publiée (page 122) dans son ouvrage sur la fièvre typhoïde, la mort arriva le dixième jour et fut causée par l'épistaxis avant que l'on ait pu recourir au tamponnement.

D'après Rilliet et Barthez, l'hémorrhagie nasale est

peu intense dans la fièvre typhoïde infantile. Il ne l'ont jamais vue portée au point de constituer un accident de quelque gravité. Une seule fois elle fut abondante et se répéta quatre fois à deux jours d'intervalle.

§ 3. — *Traitement des épistaxis.*

Les épistaxis sont ordinairement légères et ne réclament aucun traitement; mais si l'abondance, la prolongation et le retour fréquent de l'hémorrhagie nasale déterminaient un affaiblissemeut assez considérable du sujet pour qu'il en résultât quelque inconvénient, on devrait chercher à l'arrêter.

La médication tonique et stimulante sous toutes ses formes : alcool, extrait de quinquina, etc., a été recommandée par un certain nombre d'auteurs. Andral dans ses leçons cliniques sur la fièvre typhoïde rapporte une observation où l'hémorrhagie nasale, dont l'apparition avait coïncidé avec une amélioration notable de la maladie, menaça ensuite de devenir funeste par son excessive abondance ; elle cessa, ajoute l'auteur, dès que l'on eut commencé à donner une médication tonique (obs. CXXXIX).

Les astringents sont fréquemment donnés tant à l'extérieur qu'à l'intérieur.

Le perchlorure de fer, l'acide gallique, le tannin, le ratanhia, le seigle ergoté et l'ergotine ont été prescrits à l'intérieur.

Les injections hypodermiques d'ergotine recommandées pour l'hémorrhagie intestinale ont été employées avec succès dans un certain nombre de cas.

Les injections dans les narines de solutions astringentes d'alun ou de tannin, les infusions de matico ou de ratanhia ont donné aussi d'excellents résultats.

Si ces mesures ne reussissent pas à arrêter l'hémorrhagie, l'on doit se hâter de recourir au tamponnement des fosses nasales.

CONCLUSIONS.

1.° Les épistaxis se montrent souvent dans la fièvre typhoïde ; leur fréquence varie selon le tempérament l'âge, les épidémies et les diverses périodes de la maladie.

2° Elles n'ont d'action sur la température que si elles sont abondantes.

3° Elles atténuent les accidents cérébraux et thoraciques, surtout au début de la maladie.

4° Elles ont une valeur diagnostique dans la dothiénentérie.

5° Leur signification pronostique est variable. Au début de la fièvre typhoïde, le pronostic est plutôt favorable ; plus tard, il est fâcheux, si elles coïncident avecd'autres hémorrhagies.

6° Modérées, elles n'ont pas d'action nuisible sur la marche et la durée de la maladie.

Abondantes et répétées, elles débilitent, anémient le malade et entraînent une convalescence lente ou tardive.

7° Considérées en elles-mêmes, les épistaxis sont ordinairement légères et n'offrent aucune gravité ; mais copieuses et persistantes, elles peuvent, quoique très rarement, devenir une cause immédiate de mort.

8° Le seul traitement à opposer aux épistaxis graves c'est le tamponnement des fosses nasales.

Paris. — A. Parent, imp. de la Faculté de Médecine, r. M.-le-Prince, 29-31.

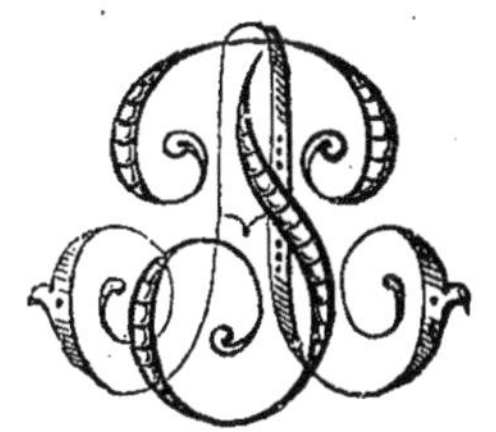